42

RÉSULTATS

grenal

IMMÉDIATS ET ÉLOIGNÉS

DU

BOUTON DE MURPHY

DANS LE

TRAITEMENT DE LA GANGRÈNE HERNIAIRE

PAR

Le Dr Jules BLAIN

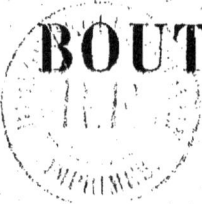

CHAMBÉRY

IMPRIMERIE FERDINAND GENTIL

4-6, Rue Croix-d'Or, 4-6

1900

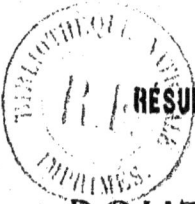

RÉSULTATS IMMÉDIATS ET ÉLOIGNÉS

DU

BOUTON DE MURPHY

DANS LE

Traitement de la Gangrène herniaire.

RÉSULTATS

IMMÉDIATS ET ÉLOIGNÉS

DU

BOUTON DE MURPHY

DANS LE

TRAITEMENT DE LA GANGRÈNE HERNIAIRE

PAR

Le Dr Jules BLAIN

CHAMBÉRY

IMPRIMERIE FERDINAND GENTIL

46, Rue Croix-d'Or, 46

1900

A mon Père,

A ma Mère,

Hommage de reconnaissance.

M. le professeur Poncet a bien voulu accepter la présidence de notre thèse ; qu'il nous permette de lui exprimer notre reconnaissance pour l'honneur qu'il nous fait.

M. le Dr Delore, chef de clinique chirurgicale, à qui nous devons l'idée première de ce travail, peut être assuré de notre vive gratitude, pour l'amabilité avec laquelle il nous a guidé et conseillé ; nous l'en remercions sincèrement.

Nos remerciements vont aussi à M. le Dr Villard, chirurgien des hôpitaux, qui a bien voulu nous communiquer le résumé de ses différents travaux que nous avons mis souvent à contribution, et à MM. les Drs Nové-Josserand, chirurgien des hôpitaux, Bérard, agrégé, et Tixier, dont les observations ont aidé à compléter le petit nombre de celles que nous avions pu recueillir.

Et maintenant, avant d'accepter l'obscure destinée qui est celle du médecin de campagne, nous adressons un adieu ému à tous nos camarades d'études ; nous nous séparons d'eux avec un profond regret, nous rappelant les années agréables que nous avons passées ensemble, au Rondeau et à Lyon. Qu'ils soient assurés que la meilleure place dans nos souvenirs leur est acquise.

Nous n'oublierons jamais Lyon où tant de souvenirs nous rattachent et où de bons amis nous restent.

Novembre 1900.   J. B.

RÉSULTATS IMMÉDIATS ET ÉLOIGNÉS

DU

BOUTON DE MURPHY

DANS LE

TRAITEMENT DE LA GANGRÈNE HERNIAIRE

CHAPITRE PREMIER

HISTORIQUE

Le traitement de la hernie étranglée avec anse intestinale plus ou moins frappée dans sa vitalité a, de très longue date, occupé l'attention des chirurgiens. Diverses méthodes, aussi nombreuses que discutables, ont vu le jour, défendues par les uns, combattues par les autres.

Sans vouloir entrer dans la genèse complète de toutes ces discussions, nous nous proposons d'aborder immédiatement l'historique d'une méthode qui, par sa simplicité, sa rapidité, les résultats excellents qu'elle a donnés constamment depuis sa découverte encore récente, s'impose à l'attention de tous.

Nous avons dit récente, quoique l'idée première en fût beaucoup plus ancienne.

En effet, le traitement du sphacèle intestinal par résection et anastomose sans sutures est une conception due à Denans qui, en 1826, faisait construire un bouton destiné à obtenir cette anastomose immédiate sans sutures.

C'est Reybard, de Lyon (1840), qui fit la première entérectomie suivie de succès, il avait employé un bouton dans ses expériences.

L'idée en fut reprise par Senn, de Chicago, en 1887. Celui-ci, au lieu d'un bouton métallique, se servait de plaques d'os décalcifié, qui, laissées dans l'intestin, étaient résorbées par celui-ci.

Mais de réels progrès n'ont été accomplis dans cette voie que depuis 1892, époque à laquelle Murphy, chirurgien américain, publiait, dans le *New-York médical record*, les premiers résultats que lui avait donnés l'emploi d'un bouton construit sur ses indications.

Dès son apparition, la méthode était acceptée par un grand nombre de chirurgiens américains qui en publièrent les heureux effets : Murphy (1) ; Wyllys Andrews, de Chicago (2) ; Sheperd (3) ; Trèves (4) ; Murphy (5) ; Blayton Parkill (6) ; Van der Weer (7) ;

(1) Murphy, *Intestinal approximation, its pathological histology of reunion and statistical analysis : Medical record*, mai et juin 1894.

(2) Wyllys Andrews, *Medical record*, juin 1894.

(3) Sheperd, *Annals of surgery*, mai 1895.

(4) Trèves, *Murphy's button, The practitionner*, juin 1895.

(5) Murphy, *Analysis of cases operated on with the aid of Murphy's button up to this présent time ; Medical News*, février 1895.

(6) Blayton Parkill, *Médical News*, 17 octobre 1895.

(7) Van der Weer, *New-York medical journal*, 7 décembre 1895.

Royer-Memphis ; Maccal Sapeer ; Walker ; Sutton ; de Pittsburg.

Bientôt, les chirurgiens allemands et anglais font paraître, à la suite, les résultats de leur expérience : Graff (1) ; Barling (2) ; Bush (3) ; Marwedel (4) ; Wiener ; Waitz (5) ; Liebwicz ; Meyer.

En France, et peut-être même en Europe, la première opération de ce genre fut pratiquée à Lyon, le 10 janvier 1895, par M. E. Villard, alors chef de clinique dans le service de M. le professeur Poncet. Depuis, de nombreux chirurgiens lyonnais l'ont répétée avec succès et en ont fait une intervention courante. Ainsi la méthode a-t-elle été pratiquement défendue.

Nous citerons, en outre, les communications de MM. Villard (6) ; Jaboulay (7) ; Albertin (8) ; les observations de MM. Poncet, Nové-Josserand, Vallas, Gangolphe, Tixier, Delore ; les thèses de Maire (9) ;

---

(1) Graff, *Archiv. für klin. chir. LII, 2.*

(2) Barling, *British medical journal,* mars 1895.

(3) Bush, *The lancet,* avril 1895.

(4) Marwedel, *Beitrage zur klin. chir. XIII, 3.*

(5) Waitz, *Berlin, klin. woch.* juillet 1897.

(6) Villard, *Soc. sc. méd. Lyon,* novembre 1894, février, juillet 1895 ; *Congrès français de chirurgie,* 1895 ; *Soc. sc. méd. Lyon,* janvier 1896.

(7) Jaboulay, *Journal de médecine de Bordeaux,* 1895 ; *Province médicale,* 1895.

(8) Albertin, *Prov. méd.* 1898.

(9) Maire, Lyon, 1895.

Pla (1); Regad (2); Gorde (3); Jeunet (4); Duvivier (5); le mémoire de Heydenrich et Jonnesco (6).

L'emploi du bouton de Murphy réservé d'abord par Terrier, Richelet et Quénu pour les cas de gastro-entéro-anastomose, a été ensuite étendu par eux, au cas de résection intestinale.

La méthode de Murphy a, toutefois, rencontré en M. Chaput, un adversaire dont les objections, peut-être un peu timides, n'ont pas ébranlé la conviction de ceux qui l'avaient acceptée.

Mais si la méthode, en elle-même, a résisté aux attaques dont elle a été l'objet, dès son apparition, si l'idée de Murphy a conquis droit de cité dans la chirurgie, l'instrumentation, elle, en a varié, conséquence naturelle de ce besoin de faire mieux, de diminuer ou de faire disparaître les inconvénients d'un modèle primitif, et forcément imparfait.

Et successivement, des modifications ont été apportées à ce bouton-type de Murphy. A Lyon surtout, ont paru tour à tour les boutons de MM. Villard, Destot, Bérard, Jaboulay-Lumière, et à Bordeaux, celui de Tochefort (7);

(1) Pla, Lyon, 1895.

(2) Regad, Lyon, 1895.

(3) Gorde, Montpellier, 1896.

(4) Jeunet, Lyon, 1898.

(5) Duvivier, Paris, 1895.

(6) Heydenrich et Jonnesco, *De l'emploi du bouton de Murphy*, *10e congrès français de chirurgie*, 1896.

(7) Tochefort, *Thèse de Dubourg*, Bordeaux 1897, No 73 : Nouveau tube anastomotique dans la chirurgie de l'intestin.

celui de Hagapoff, de Constantinople (1), et la bobine de Robson.

Nous ne pouvons nous attacher à décrire les améliorations apportées par chacun de ces chirurgiens.

Quoi qu'il en soit de ces modifications de détail plus ou moins importantes, la chirurgie intestinale, grâce à Murphy, a pu rapidement modifier ses statistiques, plutôt décourageantes, ainsi que l'ont montré : Morse (2); Kocher (3) ; Haenel (4) ; surtout Mickulicz (5) ; la thèse de Tostivint ; Kendel Franks et Hutchinson (6) ; MM. les professeurs Maurice Pollosson et Tripier ; MM. les chirurgiens Gangolphe, Chandelux et Audry ; Reichel (7); Barelli ; Nedopil ; Hœnel ; Canson ; Tédenat, etc.

Toutes ces statistiques portent sur les résultats opératoires de la méthode de l'anus contre nature et de celle de l'entérectomie avec sutures.

Nous croyons qu'à l'heure actuelle la méthode de Murphy a fait ses preuves. Nos observations, venant après beaucoup d'autres, doivent éclairer d'un jour tout nouveau la conduite à tenir dans les cas de hernie étranglée avec sphacèle ou menace de sphacèle de l'intestin.

---

(1) Hagapoff, *Description d'un nouveau tube anastomotique, Bulletin et mémoires de la Société de chirurgie de Paris,* 1896, p. 552.

(2) Morse, *Wiener und Wochenschr,* 1882, N° 15.

(3) Kocher, *Correspond. Blatt. für Schweizer Aerzte,* 1886, N° 5.

(4) Haenel, *Archiv. für klin. chir.* XXXVI, 1887.

(5) Mickulicz, *Congrès des naturalistes et des médecins allemonds,* 1891.

(6) Hutchinson, *The lancet,* 8 avril 1893.

(7) Reichel, *Deutsche Zeitschrift für,* chir. 1885.

CHAPITRE II

ANATOMIE PATHOLOGIQUE DES LÉSIONS
DE L'INTESTIN
DANS LES CAS DE HERNIES ÉTRANGLÉES (1)

Examen macroscopique. — Les modifications apparentes de l'intestin hernié et étranglé portent d'une façon générale sur la *couleur*, la *consistance* et le *contenu*.

La *couleur* varie du rouge vineux ou brun, au brun violacé et au brun noirâtre, suivant l'âge ou l'intensité de l'étranglement. Sur ce fond, apparaissent de nombreuses ecchymoses sous-péritonéales, disséminées un peu partout, d'aspect brillant, sauf dans les points où il s'est produit une inflammation de la séreuse.

Ces ecchymoses siègent surtout sur le bord de l'intestin opposé au hile mésentérique et plus souvent encore au sommet de l'anse. Il existe aussi des taches ecchymotiques autour des points stricturés. Ces lésions peuvent, dans quelques cas, donner l'impression d'une hémorragie en nappe.

La *consistance* : distendue et rénitente au début, l'anse

(1) Cette étude anatomo-pathologique est le résumé d'un travail publié, par Bosc et Blanc, dans les Archives de médecine expérimentale en 1896 (tome VIII).

étranglée devient plate, molle, friable, lorsque la colo-
ration passe au rouge noir ; la perforation survient rapidement à ce niveau.

Le *contenu* : des gaz abondants provoquent la disten-
sion de l'anse au début, et on trouve en même temps un
liquide très fluide, incolore, avec peu ou pas de matières
alvines. Plus tard ou rapidement, on trouve une sorte
de purée épaisse, sanguinolente ou franchement hémorragique.

Ces modifications se succèdent en très peu de temps,
dès le moment où les taches ecchymotiques apparaissent.

Examen histologique. — La *muqueuse* présente
des altérations variables. Dans les parties où les lésions
sont le moins marquées, l'épithélium persiste, mais en
certains endroits, il s'en va par places. Dans les points
plus atteints, l'épithélium est complètement abrasé. Le
tissu des villosités est infiltré de leucocytes ; la dilatation des vaisseaux y est très marquée et il se fait des
hémorragies capillaires disséminées surtout à la base
des villosités. Dans les parties les plus lésées, l'épithélium est détruit, les villosités sont nécrosées à la super-
ficie, et gravement atteintes dans la profondeur, mais il
persiste les vaisseaux très dilatés et la partie centrale.
Les vaisseaux sont triplés de volume, gorgés de sang et
entourés d'un manchon de globules rouges et blancs ;
beaucoup sont rompus et forment de petits foyers hémorragiques. En se réunissant, ces foyers forment des
traînées qui se continuent dans la sous-muqueuse. Le
chylifère central est très dilaté.

La *sous-muqueuse* est infiltrée de leucocytes ; elle

présente des lacunes formées par la dilatation vasculaire et lymphatique ; elle a un aspect de tissu caverneux. Les veines, très dilatées, sont plus ou moins dissociées et leur lumière est obstruée par des *thromboses*. On voit la rupture fréquente des vaisseaux et la formation d'une infiltration hémorragique plus marquée que dans la muqueuse ; en certains points, on se trouve en présence d'une hémorragie en nappe communiquant avec celle de la muqueuse. Les parois des vaisseaux, en quelques points, peuvent avoir complètement disparu.

Dans la *musculaire*, on est frappé de l'importance prise par le plexus vasculaire qui la sépare de la sous-muqueuse ; la dilatation des vaisseaux lui donne un aspect lacunaire. Les fibres transversales, pénétrées par des vaisseaux triplés de volume, paraissent peu atteintes. La dilatation vasculaire est la plus marquée entre les deux couches musculaires, et de là partent des vaisseaux en boudin qui vont dans la sous-séreuse où l'on constate des foyers hémorragiques dont le grand axe est allongé dans le sens des fibres. Si la lésion est avancée, les ruptures vasculaires sont plus fréquentes et surtout plus prononcées dans la région sous-périto-néale. Cette aggravation du processus hémorragique marche de pair avec un état de nécrose plus avancé dans la muqueuse et la sous-muqueuse, et avec la for-mation de foyers de dégénérescence dans la musculaire. Dans les cas très avancés, une hémorragie intense a dissocié les fibres musculaires, formant un lac sanguin où les vaisseaux, dont la paroi est aussi dégénérée, sont gonflés, prêts à se rompre.

Le *péritoine* a sa surface libre ou revêtue d'un dépôt

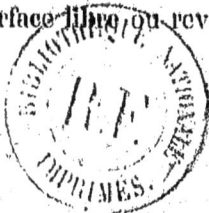

2

fibrineux. Dans les cas où la lésion est peu intense, il est normal ; mais quand il y a une hémorragie dans la musculaire, celle-ci envoie des traînées qui infiltrent la sous-séreuse ; et lorsqu'on a affaire à une nécrose avancée avec hémorragie abondante, il existe une réelle dissociation de la sous-séreuse par des foyers hémorragiques qui distendent le péritoine, sans que la rupture de la séreuse soit complète. Le péritoine est infiltré de nombreux globules blancs et les fibres sont dissociées par des traînées hémorragiques qui font suite aux hémorragies des foyers de nécrose de la musculaire.

En résumé, les lésions de l'intestin hernié sont caractérisées essentiellement par la nécrose et l'hémorragie. Ces lésions sont variables, suivant la durée et l'intensité de la lésion. C'est l'infiltration, la desquamation de la muqueuse ; c'est la compression des fibres musculaires transversales par les vaisseaux dilatés et la diapédèse ; c'est la production rapide et *simultanée* d'hémorragies intenses dans les fibres longitudinales et la sous-séreuse, aboutissant à la désorganisation de la paroi.

Les lésions vasculaires se produisent dès le début : stase, ruptures vasculaires après dilatation énorme, thromboses, nécrose des parois vasculaires. On voit les relations très étroites qui unissent le processus de dégénérescence et l'hémorragie ; de là, l'importance clinique des ecchymoses sous-péritonéales.

Les phénomènes de vaso-dilatation, provoqués par l'étranglement, n'expliquent pas, par eux seuls, la marche rapide des hémorragies et de la nécrose ; il faut faire entrer également en ligne de compte l'action du coli bacille et de ses produits toxiques élaborés dans l'anse herniée.

Ces constatations anatomiques ont une haute importance pour la pathogénie des péritonites d'origine intestinale, et pour l'explication du mécanisme du passage des bactéries de l'intestin dans la cavité péritonéale.

Ce dernier problème du passage des microbes est particulièrement intéressant à notre point de vue.

Lorsque les lésions du tube digestif sont assez prononcées pour arriver à la perforation ou à un état voisin, la péritonite consécutive est d'explication facile. Mais il existe des péritonites graves, mortelles, *sans lésions microscopiques de l'intestin*, capables d'expliquer la contamination directe de la séreuse. Dans ces derniers cas, même, tantôt le liquide recueilli donne un développement de colonies microbiennes, tantôt on n'arrive pas à y déceler de bactéries.

Les microbes peuvent donc traverser la paroi intestinale sans le secours d'une lésion grossière ; et les péritonites consécutives à des troubles intestinaux peuvent être de nature toxique.

Des recherches de MM. Bosc et Blanc ont, pour nous, élucidé la question sur laquelle les quelques auteurs qui s'en étaient occupés étaient en désaccord.

L'examen de *la muqueuse* donne des résultats variables suivant la gravité de la lésion. Dans les cas où l'épithélium est conservé, on ne trouve pas de bactéries dans son intérieur ou dans la muqueuse sous-jacente ; il en est de même si l'épithélium est manifestement nécrosé, mais non desquamé. S'il y a une légère desquamation, on trouve quelques micro-organismes entre les cellules désagrégées, dans les villosités, autour des vaisseaux sanguins et lymphatiques et dans les foyers hémorragiques. Dans les cas de nécrose ayant dissocié l'épithélium, les villosités et les glandes, on trouve des microbes en grand nombre, jusque dans l'intérieur du chilifère central.

Dans la *sous-muqueuse*, on ne trouve pas de microbes, lorsque l'épithélium est intact ou très légèrement desquamé. Dans les cas où la nécrose de la muqueuse est avancée, ceux-ci sont nombreux, disposés en traînées qui se rattachent à ceux de la muqueuse, et le long des parois vasculaires disséquées.

La couche musculaire est la partie dans laquelle la recherche des microbes est la moins fructueuse ; on n'en trouve pas si l'épithélium est intact, quelques rares, si la desquamation a eu lieu, dans les vaisseaux dilatés et dans les points infiltrés. Mais si la nécrose de la muqueuse est bien marquée, il en existe en grand nombre entre les fibres musculaires, le long des vaisseaux dans les foyers hémorragiques.

Le péritoine est exempt de microbes, lorsque la lésion épithéliale est légère et même dans les cas de nécrose superficielle. Dans les points de l'intestin où les lésions hémorragiques sont considérables, on en trouve dans le tissus sous-séreux, et au niveau de la surface péritonéale, même en face des points où les lésions de la muqueuse étaient le moins marquées.

Dans tous ces plans de la paroi intestinale, les

micro-organismes sont le plus souvent libres, rarement
enfermés dans les leucocytes.

Ainsi, tant que l'épithélium intestinal est conservé,
il ne se fait aucune invasion microbienne des tuniques.
Au moment où la desquamation commence, les
bactéries pénètrent, en suivant surtout la paroi externe
des vaisseaux, quelquefois la paroi interne. Dans les
cas où la nécrose est très prononcée et les hémorragies
intenses, la pénétration microbienne est plus grande
et présente un mécanisme simple et rapide, la
muqueuse devenant un bouillon de culture d'où les
microbes se rendent directement au péritoine à travers
les foyers hémorragiques et les tissus dégénérés.

On constate *toujours* le mode de pénétration par
la voie vasculaire ; dans les vaisseaux dilatés et
disséqués, on trouve des micro-organismes libres ou
plus rarement enfermés dans de gros leucocytes.

Les micro-organismes trouvés sont d'espèces diverses ;
mais le plus abondant est le colibacille, sa virulence y
est très exaltée.

De ces constatations, nous pouvons dès maintenant
tirer des déductions pratiques.

Puisque les hémorragies et la nécrose sont les deux
facteurs importants et simultanés du passage des
microbes à travers les parois, et par suite des péritonites
herniaires, on conçoit l'énorme danger qu'il y a à réduire
une anse qui présente ces lésions. Et, si l'on a pu
dernièrement citer un cas de guérison de gangrène
herniaire, ainsi traitée, à combien d'accidents le
chirurgien ne s'exposera-t-il pas, en érigeant en méthode
une semblable pratique. Si d'autre part, par une

intervention simple et rapide, on arrive à supprimer une paroi intestinale qui ne protège plus suffisamment le péritoine contre l'infection, n'y aura-t-il pas lieu de recourir plus souvent à cette intervention ? Si enfin, ces mêmes lésions de tuniques intestinales sont reconnues comme pouvant expliquer l'apparition de ces septicémies généralisées d'origine herniaire, le chirurgien n'aura-t-il pas le devoir de se mettre à l'abri de ce redoutable accident en réséquant ce segment d'intestin, point de diffusion des micro-organismes dans la circulation générale ?

CHAPITRE III

MODES DE TRAITEMENT DE L'ANSE GANGRENÉE

1. Anus contre nature. — Le traitement de la gangrène herniaire a suscité de nombreuses méthodes. Mais en analysant de près les faits, on s'aperçoit qu'il n'existe en réalité que deux méthodes : celle qui a précédé la découverte de l'antisepsie, celle-ci n'osant aborder le péritoine ; celle qui a suivi la découverte de l'antisepsie, celle-là beaucoup plus audacieuse et partant plus radicale.

La première de ces méthodes est celle de l'anus contre nature. Son procédé, inventé par la nature et décrit pour la première fois par Littre, en 1700, a pour but de supprimer momentanément la circulation des matières fécales dans le segment de l'intestin situé au-dessous de la partie gangrenée, par l'abouchement à la peau du segment supérieur.

Employée à une époque où la chirurgie abdominale était encore timide, et à bon droit, elle ne compte actuellement que de rares défenseurs.

En effet, nombreuses sont les objections qu'elle soulève.

Sans parler de la mort immédiate, l'établissement

d'un anus contre nature, présente des dangers primitifs et des inconvénients secondaires.

Et d'abord, il se produit un écoulement incessant de
matières stercorales, qui peut être l'origine de phlegmons
de la paroi abdominale dans la région du sac.

La déperdition excessive et prolongée des matières
stercorales amène rapidement l'épuisement du malade,
déjà peu en état de résister, puisque l'anus contre
nature est surtout indiqué dans les cas où il faut aller
vite, pour éviter le shok opératoire à un organisme
très affaibli.

Que la gangrène siège près de l'origine de l'intestin,
le chirurgien se trouve de ce fait privé de ce mode de
traitement ; car supprimer le passage du chyme dans
le segment inférieur, équivaut à condamner le malade
à ne plus s'alimenter. Il est démontré, en effet, qu'il
est nécessaire d'avoir au moins 1 mèt. 50 d'intestin
absorbant, pour que l'alimentation puisse se faire d'une
façon suffisante.

Une autre contre-indication, c'est la formation de
l'éperon (1). « Dans les cas de petites hernies crurales
marronnées, totalement sphacélées, ou même dans les
cas de plaques gangréneuses larges de l'ischémie par-
tielle le fait de fixer, dans ces cas, l'intestin grêle à la
paroi abdominale par une couronne de sutures, et de
l'ouvrir, ne peut faire craindre la formation d'un éperon, bien gênant dans la suite. Mais dans les cas de
hernies inguinales, dans les cas de mortification étendue d'une anse intestinale, il faut compter sur un

(1) Thèse de Pla ; Lyon, 1895.

éperon considérable et sur toutes les suites fâcheuses d'une pareille complication : chances nombreuses d'infection, dépérissement rapide, grave incommodité. »

D'autre part, si le malade résiste aux accidents primitifs, à ceux d'inanition possible, il reste porteur d'une infirmité bien faite pour rendre son existence insupportable. Il en sera bientôt réduit, pour supprimer cette cause de dégoût, à subir une nouvelle intervention.

La cure de l'anus contre nature comporte elle-même un pronostic qui sera très assombri par ce fait que, le sujet est ordinairement dans un état plus ou moins précaire, que la paroi abdominale peut être infiltrée de pus, qu'il s'est formé des adhérences intestinales, que la structure même de l'intestin a été modifiée, le segment inférieur, par suite d'inaction, s'atrophiant et se rétractant, alors que le segment supérieur se dilate en forme d'ampoule par l'accumulation de matières fécales.

Par contre, bien minces sont les avantages. Tout au plus peut-on dire que c'est une opération simple et de courte durée, diminuant ainsi le shok. Tout le monde peut établir l'anus contre nature ; et c'est en somme l'intervention minimum.

Nous verrons comment la méthode de Murphy, supprimant tous les inconvénients de l'anus contre nature, en présente tous les avantages en rapidité et en simplicité.

Cependant, à une époque récente encore, lors du dix-neuvième congrès des médecins allemands, Helferich, de Greifswald, a essayé de le réhabiliter par l'adjonction d'un nouveau procédé, lequel « consiste à attirer au dehors les deux bouts de l'anse et à établir entre eux, près de leur bord mésentérique, une anastomose intestinale qui les fasse communiquer par un orifice de 4 centimètres environ, soigneusement entouré d'une suture à étages, réunissant les tuniques correspondantes des deux bouts de l'intestin tout autour de la communication qu'on vient d'établir entre les deux cavités. Cette anastomose doit être faite à plusieurs centimètres de distance de la partie compromise. On réduit alors les deux bouts sains, communiquant entre eux par l'orifice ainsi constitué, et on laisse au dehors l'anse intestinale déjà gangrenée ou même douteuse. Si elle se gangrène, on voit se former une fistule stercorale dont on obtient d'autant plus aisément l'occlusion que les matières passent librement du bout supérieur dans le bout inférieur... Si l'anse ne se gangrène pas, on la réduit au bout de quelques jours.

Ce procédé d'entéro-anastomose latérale sans résection, tout en présentant moins d'inconvénients que l'anus contre-nature, n'en est qu'une contrefaçon, puisqu'il est possible de voir la gangrène continuer son œuvre et produire une fistule stercorale. Et, lors même que la gangrène s'arrêterait, il faudrait encore, comme dans la cure de l'anus, recourir à une nouvelle intervention pour réduire l'anse laissée en observation.

Pour juger de la méthode, il faut en connaître les résultats. Or la méthode de Littré a toujours fourni des statistiques déplorables, au point que M. le professeur Maurice Pollosson disait n'avoir jamais vu guérir, dans les hôpitaux, les malades ainsi traités.

De toutes ces remarques, il résulte que l'anus contre nature est un traitement très dangereux dans la gangrène herniaire et qu'il devrait être à jamais banni de la chirurgie dans ces cas où d'autres méthodes donnent de si heureux résultats.

2°. **Entérectomie et entérorraphie.** — Différant complètement de la méthode de Littre, l'entérorraphie, presque aussi ancienne en date, puisque la première opération de ce genre fut faite en 1730 par Ramdohr, est une méthode qui, théoriquement, ne peut lui être comparée au point de vue des résultats.

C'est en effet une intervention radicale qui supprime les inconvénients de l'anus contre nature en rétablissant immédiatement la circulation des matières stercorales, et à laquelle, d'autre part, on aura presque fatalement recours plus tard pour la cure de l'anus. Donc, par l'entérectomie et l'entérorraphie, au lieu de deux opérations consécutives, graves toutes les deux, le chirurgien n'en aura plus qu'une à pratiquer.

Ainsi, il semble étrange au premier abord, que cette méthode ait eu à lutter, dès son apparition, contre les partisans de celle de Littre. Mais, en réalité, l'entérectomie avec entérorraphie n'est pas applicable à tous les cas, et avant la découverte de Murphy, le chirurgien se voyait souvent dans l'obligation de recourir à l'anus contre nature.

C'est ainsi, que les malades, opérés, alors que l'infection herniaire avait déjà en grande partie fait son œuvre, n'étaient pas justiciables d'un pareil traitement.

En effet, l'entérectomie, suivie d'entérorraphie, est une opération longue provoquant nécessairement un shok mortel pour ces sujets très affaiblis, déjà en hypothermie ; il fallait alors se contenter d'une demi-mesure et considérer plutôt l'état actuel que les suites éloignées. C'est ce qui explique l'extension de la méthode de Littre.

A part ces cas, malheureusement trop fréquents, l'entérectomie, ainsi que le disait récemment Roux, de Lausanne (1), « reste la méthode de choix, parce que, seule, elle donne une réunion de la muqueuse par première intention. »

Toutefois, cette méthode n'est pas exempte d'inconvénients, même sérieux.

Outre celui que nous venons de citer et qui est absolu, on peut objecter la difficulté de l'opération, exigeant une habileté assez grande de la part du chirurgien.

L'instrumentation en est compliquée, et telle opération, simple dans une salle d'hôpital où l'on a tout sous la main, présente des difficultés parfois insurmontables, lorsqu'il s'agit de traiter un malade soigné à domicile.

On ne peut avoir de certitude absolue sur la résistance des sutures. Souvent les fils traversent des tissus qui paraissent sains à un examen superficiel, mais qui, en réalité, sont déjà altérés dans leur structure. Les tissus devenus friables par ce fait, peuvent être coupés par ces fils : d'où, la production d'une solution de continuité du tube intestinal, par laquelle s'échapperont des matières stercorales qui viennent infecter le péritoine.

(1) *XIIIe Congrès internat. de méd.*, Paris, août 1900.

Quand bien même la ligne de suture résisterait à la poussée des matières et des gaz accumulés sous pression dans le bout supérieur, et passant en débâcle au moment où la continuité du tube digestif est rétablie, la moindre imperfection de cette ligne de suture laissera filtrer quelques gouttes septiques dans la cavité péritonéale. Les expériences de M. le Dr Villard tendent à prouver que cette étanchéité absolue est presque l'exception. En soumettant à l'épreuve de l'eau sous pression une entérectomie avec entérorraphie faite sur le cadavre, il a constaté qu'il était rare de ne rien voir filtrer à ce niveau.

La ligne de suture forme dans la lumière de l'intestin une espèce de valvule qui favorise l'accumulation des matières fécales au-dessus de l'obstacle ; il se fait ainsi une résorption des microbes et de leurs toxines, éminemment favorable à la production d'une septicémie généralisée.

Ajoutons enfin que la fragilité des sutures intestinales ne permet pas une alimentation immédiate, si nécessaire pourtant dans bien des cas.

En somme, l'entérorraphie est une opération excellente en soi, mais dont la mise en pratique présente de très réelles difficultés.

Sous ce titre d'entérorraphie nous n'avons parlé jusque-là que de l'entérorraphie circulaire avec résection totale de l'anse sphacélée. Il existe, à côté, une autre méthode qui, tout en proposant la suture, s'abstient de toute résection.

La méthode est dite de Martinet ; l'idée en est plus ancienne, puisque Astley Cooper en parle dans son

Traité des hernies. C'est une entérorraphie par suture séro-séreuse avec invagination de la plaque gangrenée dans l'intestin.

Un inconvénient grave de cette méthode est le rétrécissement ultérieur, ce qui la contre-indique dans les cas de gangrène trop étendue portant sur l'anse entière. L'opération n'a, du reste, été pratiquée que fort peu de fois.

Dans le même ordre d'idées, on a proposé, au lieu d'exciser et de suturer, d'enfouir les îlots ou bandes de gangrène dans la lumière de l'intestin, sous une simple ou double rangée de points de Lembert, les abandonnant à leur élimination spontanée du côté du canal intestinal. Ce mode de traitement, par *enfouissement*, qui donne toute sécurité du côté du péritoine et qui peut être rapidement institué, est très recommandable dans les cas où la gangrène est de peu d'étendue.

Mais le chirurgien se trouve en présence d'une large gangrène, le malade est en imminence de collapsus, quelle conduite tenir ? Pour éviter le shok, il devra aller vite, pour opérer radicalement — et on ne doit plus opérer autrement — il devra réséquer : deux choses inconciliables, s'il veut pratiquer l'entérorraphie.

C'est alors qu'il faut songer au bouton de Murphy « le meilleur des *accessoires* du genre ; il est réservé aux cas, *et ils sont nombreux,* où l'on doit compter les minutes ; il donne des résultats inespérés (1). »

En contradiction avec cette opinion, reconnue par

(1) Roux, de Lausanne, *XIIIe Congrès internat. de méd.,* Paris, août 1900.

tous, M. le Dr Jaboulay, dans le *Lyon médical* du 16 septembre 1900, admet que dans ces cas, la gangrène intestinale peut guérir, et cite, à l'appui de sa thèse, l'observation d'une malade, entrée dans son service pour des accidents d'étranglement herniaire. A l'ouverture du sac, se trouvant en présence d'une anse sphacélée, non encore perforée, il se contenta de laver à l'eau tiède les parties atteintes et de réduire sans autre forme de procès. La malade guérit sans accident.

Ce fait isolé est une audace chirurgicale que, seule, peut excuser l'habileté de l'opérateur. Nous croyons que cette règle de conduite ne doit ni ne peut être généralisée, à cause des dangers mortels dont elle peut être l'origine, dangers de péritonite par perforation, dangers de septicémie généralisée, par filtration microbienne au travers des parois atteintes dans leur vitalité, possibilité d'un rétrécissement cicatriciel ultérieur.

CHAPITRE IV

INDICATIONS ET CONTRE-INDICATIONS
MANUEL OPÉRATOIRE — ACCIDENTS
OBJECTIONS

Indications. — L'indication est donc nettement posée : agir vite et radicalement. C'est dans ces cas surtout que le chirurgien doit reconnaître le secours inespéré que lui est le bouton de Murphy. Nous croyons avoir suffisamment insisté sur les inconvénients des autres modes de traitement.

En présence de ces nombreux inconvénients, la méthode de Murphy nous apparaît comme la méthode de choix, surtout après les heureuses modifications que l'école lyonnaise a eu l'honneur de lui avoir apportées. Presque toutes les entérectomies faites avec ce procédé en ont démontré l'innocuité et l'absence de réaction fébrile ; nous verrons ultérieurement combien s'est abaissé, depuis son emploi, le taux de la mortalité chez les malades opérés d'une hernie étranglée avec gangrène intestinale.

Quels en sont les avantages ? Le shok opératoire, si fréquent dans toutes les interventions sur un organe qui est « le point de départ de réflexes généraux graves (Dr Villard) » est réduit au minimum, grâce à la

2

rapidité de l'opération, la durée de celle-ci étant de 15 minutes au maximum.

Le manuel opératoire en est très simple et point n'est besoin d'être rompu à la pratique chirurgicale pour pouvoir appliquer le bouton.

L'anastomose, une fois établie, présente toute la solidité et toute la perfection nécessaires, surtout au moment dangereux qui est celui où la continuité du tube digestif est rétablie. En ce moment, en effet, les matières fécales et les gaz, accumulés au-dessus de l'étranglement, se précipitent dans le segment inférieur de l'intestin, sous une assez forte pression. Souvent, dans l'entérectomie avec sutures, les fils cèdent sous cette pression excentrique, en déchirant la paroi où ils sont fixés ; cet accident ne s'est jamais produit avec le bouton de Murphy qui assure une coaptation d'autant plus parfaite que son application est plus récente.

Il est inutile de pratiquer l'hémostase des tranches de section de l'intestin ; celle-ci est obtenue tout naturellement par le rapprochement des deux moitiés de l'instrument.

On n'a plus à redouter d'infection au niveau de l'anastomose : celle-ci est mise à l'abri du contact des matières septiques contenues dans l'intestin par la présence de la pièce métallique, et à sa chute, la cicatrisation est complète.

Enfin, grâce à la solidité de l'anastomose, on peut instituer immédiatement l'alimentation du malade. Ce dernier avantage n'est pas le moindre, car il permet à ces malades affaiblis par l'intoxication herniaire, de lutter avec plus d'énergie contre toute cause débilitante.

On pourrait aussi, en cas de besoin, administrer des lavements.

Nous acceptons, sans réserves, les conclusions que M. le Dr Villard exposait au *Congrès français de chirurgie*, en 1895 ; elles résument les indications de la méthode de Murphy : « Dans la gangrène herniaire, l'entérectomie avec bouton de Murphy, semble la méthode de choix ; le malade bénéficie d'une intervention radicale et définitive, sans shok ni péritonite consécutive ; elle réalise au maximum les conditions désirables d'une opération où il faut aller vite, tout en créant une anastomose solide. »

Avec M. le Dr Delore, nous pensons, et ce sera l'idée un peu originale de ce travail, qu'on pourrait étendre plus loin encore, le domaine des indications de la méthode que nous étudions.

Tous les chirurgiens savent combien sont fréquentes les complications infectieuses générales de la gangrène herniaire.

Roux, dans sa thèse inaugurale (1), a étudié avec soin les complications pulmonaires, et il cite plusieurs cas de morts survenues à la suite d'accidents d'étranglement. Ces morts, dues à des pneumonies, à des broncho-pneumonies, peuvent arriver très rapidement après l'opération — dans un cas, 9 heures, dans un autre, 13 heures. Trélat (2) en fournit de même quelques observations. Ces cas de mort rapide par complication pulmonaire infectieuse, peuvent être mis, d'après Roux,

(1) Thèse de Montpellier, 1886.
(2) Société de chirurgie, 1er août 1883.

sur le compte d'un reflexe parti de l'intestin et trans-
mis par le sympathique, car, d'après ses expériences,
« ces lésions ne se retrouvent pas après la destruction
d'une partie de ce nerf. »

Mais il est d'autres cas où la mort ne survient que
plus tardivement, et, pour l'expliquer, on peut faire
intervenir une autre cause. Ce serait, d'après Desprez,
l'absorption par les lymphatiques abdominaux et par
la séreuse abdominale, de germes infectieux, passant
ensuite par les lymphatiques diaphragmatiques et pleu-
raux, et produisant l'inflammation du parenchyme pulmonaire.

L'anatomie pathologique nous révèle, de son côté, la
présence de microbes dans l'épaisseur de la paroi intestinale et jusque dans l'intérieur des vaisseaux de l'intestin, qui sont thrombosés.

Ne faut-il pas voir dans ces constatations l'origine
des complications infectieuses qui portent sur le poumon
aussi bien que sur le rein — l'albuminurie a été décelée
bien des fois — les germes passant dans la circulation
générale après avoir été absorbés, au niveau de la
région gangrenée, soit par les vaisseaux sanguins soit
par les lymphatiques ?

D'autre part, il n'est pas rare de voir persister, après
la kélotomie, des accidents d'obstruction intestinale.
Ces phénomènes, dus à la paralysie du segment d'intestin hernié et étranglé, sont susceptibles de s'amen-
der sans intervention ; ou bien, ils peuvent être pré-
venus par le massage de la partie paralysée. Mais il
arrive que ces accidents de pseudo-étranglement paraly-
tique ne disparaissent pas, et Maire cite un cas où M. le

docteur Jaboulay dut recourir à une seconde intervention, 6 jours après la réduction de la hernie (1).

L'anneau paralysé joue le rôle d'un agent d'étranglement qui transforme en quelque sorte l'intestin en
cavité close ; sous cette influence, « il se produit une
exaltation très grande de la virulence des germes intestinaux et une péritonite aiguë, en même temps que les
urines deviennent plus toxiques. Dans l'obstruction
intestinale, on peut penser que l'intoxication est beaucoup plus grande lorsqu'il existe *une anse isolée formant cavité close* » (2). Dans cette cavité close, il peut
se produire aussi ce que Konig appelle la gangrène
putride par coprostase.

Ainsi, indépendamment des accidents de perforation
dus à la gangrène, il en est d'autres moins immédiats,
mais tout aussi dangereux dus à cet état de l'intestin
qui, sans être nécrosé, est suffisamment altéré dans sa
structure pour ne plus jouer avec efficacité le rôle de
barrière à l'égard des microbes ou de leurs toxines, et
de tube évacuateur à l'égard des résidus de la digestion.

De là, possibilité d'accidents mortels, mais en face,
intervention inoffensive, capable de supprimer cette
possibilité ; la conclusion se dégage nettement :

*Toutes les fois que la vitalité de l'intestin paraît dou-
teuse et que la paralysie résiste à un massage de quelques minutes, pratiquer hardiment l'entérectomie et
appliquer ensuite le bouton de Murphy, c'est se mettre
à l'abri de l'infection et de l'intoxication.*

(1) Thèse de Lyon, 1895.
(2) Albarran et Caussade : XIIIe Congrès internat. de méd.,
Paris, 1900.

Contre-indications. — Le bouton de Murphy n'est pas applicable dans tous les cas, et il y a lieu de poser quelques contre-indications.

La première et la plus typique, dit M. le docteur Villard, provient de la possibilité chez le malade d'accidents antérieurs du côté du tube digestif, ayant pu provoquer un rétrécissement du calibre : lésions cicatricielles dues à des ulcérations tuberculeuses, syphilitiques ou typhiques : l'élimination du bouton serait empêchée du fait de ce rétrécissement. Il sera bon d'interroger le malade à ce sujet.

Si la péritonite est déjà généralisée, le bouton de Murphy n'aura pas plus de chances de succès que les autres méthodes; dans le cas où la lésion serait moins avancée, on peut essayer.

Il peut arriver qu'on ne puisse attirer au dehors l'anse et le mésentère gangrenés : on se contentera alors de faire un anus contre nature.

La disproportion du calibre des bouts réséqués n'est pas une contre-indication à l'emploi du bouton anastomotique, comme le démontre l'observation IV. Lorsqu'on rapproche les deux portions, il se produit des plis longitudinaux qui rétrécissent le calibre supérieur et le rapprochent suffisamment de celui du segment inférieur, pour que la réunion s'obtienne d'une façon à peu près parfaite. L'approximation se fera très bien, si on a soin de serrer un peu fort, mais sans exagération. On pourrait au besoin faire quelques points de suture complémentaires.

Toutefois, si la portion herniée gangrenée est un segment du gros intestin, on pourra hésiter entre le bouton et l'entérorraphie, si l'état du sujet le permet, entre le bouton et l'anus, si l'on a lieu de craindre un shok mortel. En effet, il y a une énorme disproportion entre le calibre de l'intestin et celui de l'appareil, rendant parfois impossible, comme cela est arrivé dans un cas à M. le professeur Pollosson, la mise en place du bouton de Murphy. Le bouton de Villard de 26 millimètres peut être employé dans ces cas.

Un autre accident peut encore s'opposer à l'emploi du bouton de Murphy. Par suite du sphacèle de la paroi intestinale, dû souvent à la thrombose des vaisseaux du mésentère, thrombose qui empêche la nutrition de cette paroi, il est impossible d'opérer le rapprochement séro-séreux par dessus le bouton ; l'intestin se déchire. Pareil accident est arrivé à M. le docteur Tixier, ainsi que le relate l'observation XII, qu'il a eu l'amabilité de nous communiquer ; il dut s'y prendre à trois fois pour appliquer le bouton.

Peut-être dans ces cas pourrai-t-on adopter le procédé de Helferich, de Greifswald, qui, nous l'avons vu au chapitre III, consiste à attirer au dehors les deux bouts de l'anse, et à les laisser en observation après avoir établi entre eux une anastomose latérale ; ou bien, le procédé d'extrapéritonéalisation décrit par Roux au XIIIᵉ congrès international de médecine tenu à Paris au mois d'août dernier. Riedel et Konig conseillent aussi d'introduire et de maintenir une grosse sonde de caoutchouc rouge dans le bout afférent, et de faire des applications antiseptiques chaudes. Ordinairement, au bout de vingt-quatre heures, l'entérite herniaire rétrocède.

Accidents. — Si séduisante que nous apparaisse la méthode de Murphy, elle a cela de commun avec toutes les autres méthodes, nées de l'empirisme, qu'elle n'est pas exempte de défauts, aussi bien dans son principe que dans son application. Il n'y a pas une hernie étranglée sphacélée, il y a des malades atteints de phénomènes d'étranglement ; il n'y a pas une main dont l'impeccabilité opératoire se joue de l'imprévu, il y a des chirurgiens.

Il est bon de connaître ces imperfections et les accidents dont elles peuvent être la cause.

Au point de vue de l'instrument, il existe un défaut capital, celui de constituer un corps étranger qui, abandonné dans le tube digestif, peut s'y trouver arrêté et produire des accidents d'obstruction. En fait, nous avouons que cette crainte est peut-être chimérique. Si quelquefois l'élimination du bouton n'a pas été constatée d'une façon péremptoire, c'est qu'elle a échappé à l'attention du malade ; si même elle n'a pas eu lieu, elle n'a jamais été cause de mort et la présence de ce corps étranger semble assez bien tolérée. Lors de sa migration, on a pu noter quelques coliques avec élévation de la température, tout s'est borné là.

Un autre accident bien autrement grave est celui produit par une hémorragie mésentérique. M. le Dr Albertin (1) en cite un cas où l'autopsie montra que la mort était due à un défaut dans la ligature du mésentère ; celle-ci ayant cédé, il s'était fait un suintement sanguin par l'orifice béant des vaisseaux de

(1) *Province médicale*, 1898.

ce mésentère. Il sera facile ordinairement d'éviter cet accident par une ligature faite avec beaucoup de soin.

Dans une autre autopsie rappelée à la même époque, M. le Dr Albertin a constaté qu'il s'était établi une adhérence entre le moignon du mésentère et une anse voisine ayant eu comme résultat une torsion de cette anse et une obstruction complète. Cette observation est heureusement un fait isolé qu'on doit pratiquement négliger, car il est impossible de le prévenir.

Quelques chirurgiens ont eu à déplorer des péritonites tardives. Les unes étaient dues à une entérite ulcéreuse pour laquelle on devait incriminer l'emploi d'un bouton trop gros. Celui-ci, en distendant outre mesure l'intestin grêle, avait produit l'anémie de sa paroi et secondairement sa nécrose. Par l'usage d'un bouton de dimensions plus réduites, tels les boutons de Villard de vingt ou vingt-trois millimètres, on se met à l'abri d'une semblable éventualité, les autres reconnaissaient pour cause une résection trop étendue du mésentère ou une ligature du vaisseau nourricier. D'autres enfin, un défaut d'adossement des séreuses. Mais, en somme, ce sont là des fautes d'opération et non de méthode.

Nous ne parlerons du bris possible de l'instrument et de l'exubérance de la muqueuse intestinale entre les deux moitiés à rapprocher, que pour faire une énumération plus complète de ces accidents qui, en réalité, peuvent tous être évités.

Manuel opératoire (1). — Il comprend plusieurs temps :

1er *temps :* Après ouverture du sac et débridement de l'anneau, attraction et isolement de l'anse à réséquer ; résection ; on attire les extrémités sectionnées, de façon à vider l'anse intestinale. On peut de la sorte opérer sur un intestin vide, ce qui facilite les manœuvres d'anastomose et de réduction.

2me *temps :* La résection de l'intestin étant faite, désinsertion du mésentère s'il est sain jusqu'à son bord intestinal ou à peu près, le sectionner horizontalement sur ce bord avec des ciseaux et dans l'étendue nécessaire, le ligaturer en masse ou en deux paquets et abandonner le moignon dans l'abdomen. Faire la toilette antiseptique intérieure et extérieure des deux segments de l'intestin. Si le mésentère est affecté en même temps que l'intestin — ce qui est très rare, cas presque unique cité par Sappey —, sectionner l'intestin et le mésentère en une seule pièce en forme de V renversé ; hémostase isolée des vaisseaux qui donnent. Toilette.

3me *temps :* Réunion des bouts intestinaux. L'intestin étant vidé, introduire l'index gauche dans la lumière de l'intestin sectionné, passer rapidement un fil circulaire à deux ou trois millimètres de son bord libre, tantôt à jour, tantôt sous la séreuse ; même manœuvre pour l'autre bout d'intestin ; ébarber au besoin un peu de l'extrémité de la muqueuse qui peut être exubérante.

(1) Le manuel opératoire est emprunté en partie à M. le Dr Albertin, *Prov. méd.*, 1898, en partie au traité élém. de chirurgie et de méd. opératoires de Chalot, de Toulouse.

Passer la partie femelle du bouton dont la lumière aura été provisoirement obstruée par un petit tampon de gaze ou de coton, selon la recommandation de Quénu, en retenant son bord avec une pince et serrer en bourse. Même manœuvre pour la partie mâle.

4ᵐᵉ *temps :* Introduction du cylindre mâle dans le cylindre femelle. Pour pratiquer ce rapprochement qui doit être aussi complet que possible, coiffer de gaze la portion d'intestin qui recouvre le bouton, pour ne pas le traumatiser. Contrairement à l'opinion de M. Chaput, M. le Dᵣ Villard recommande un serrage énergique, sans craindre de sectionner la paroi entre les mors de l'appareil. Le bouton est abandonné à lui-même.

Nous avons supposé que les bouts de l'intestin à réunir avaient tous les deux le même calibre. Lorsque le calibre est différent, la conduite peut varier : si la disproportion n'est pas trop grande, on peut n'en pas tenir compte. Si l'inégalité est très accusée, il sera loisible de pratiquer l'excision cunéiforme du bout le plus large, comme le conseille Rydygier.

5ᵐᵉ *temps :* Débridement de l'anneau, réduction et fermeture de la plaie, si l'opération s'est faite dans des conditions d'asepsie suffisantes ; dans le cas contraire, mettre deux mèches de gaze iodoformée qui arrivent d'une part dans la cavité péritonéale et ressortent d'autre part à l'angle inférieur de la plaie. On enlève ces mèches au bout de cinq à six jours.

Les suites opératoires, lorsque tout se passe bien, sont simples ; tout au plus se produit-il quelques ascensions de la température, vestiges de l'intoxication antérieure. Les malades seront soumis à un régime. Il

faut en effet restreindre l'alimentation, — ce principe
est toutefois beaucoup moins absolu que lorsqu'on fait
l'entérorraphie — l'administrer sous formes de liquides
facilement digestibles. Vers le huitième ou le dixième
jour, on permettra des potages clairs ; il faut attendre
l'expulsion du bouton, qui a lieu entre le onzième et le
quinzième jour, pour permettre une alimentation plus
substantielle. Vers le vingtième jour, le malade pourra
s'alimenter à sa guise.

Notons rapidement que cette manière d'agir pendant
les jours qui suivent l'opération, manière d'agir dont
tous les chirurgiens n'admettent même pas la prudente
indication, est absolument contraire à celle que
comporte l'entérorraphie. Dans ce mode de traitement,
pour ménager les sutures aussi bien que pour éviter
l'infection à ce niveau, on est souvent obligé, indépendamment de la diète complète, d'administrer de l'opium
afin de produire une constipation capable d'arrêter le
cours des matières fécales. Ainsi s'ajoute une intoxication médicamenteuse qui n'est pas pour réagir contre
l'état déjà bien précaire du malade.

Objections. — Malgré ces multiples avantages, on
a fait à la méthode de Murphy nombre d'objections.
C'est M. Chaput qui (1), de tous les chirurgiens français,
s'est le plus efforcé de combattre le nouveau procédé.
A la suite de plusieurs entéro-anastomoses faites avec
le bouton et après des expériences sur le cadavre, il a
vu survenir certains accidents qui l'ont amené à faire
des réserves ou plutôt des objections.

(1) Revue de chir. 1893. Société de chir. 1895.

La lumière du bouton, dit-il, peut être oblitérée par l'accumulation de matières fécales, d'où production d'une occlusion intestinale qui vient détruire les bons effets du traitement opératoire. Dans les premières interventions, faites avec le type de bouton construit par Murphy, il n'était pas excessivement rare, en effet, de voir survenir pareil accident et c'était assez naturel : l'orifice d'écoulement du contenu intestinal était relativement étroit, et de plus, le bouton, en se mettant en position transversale pendant sa migration descendante, pouvait constituer un obstacle infranchissable. M. le Dr Villard, un des tous premiers (1), avait remarqué ce grave inconvénient. Il fit alors construire un nouveau type de bouton dont l'ingénieuse disposition répond aux desiderata de M. Chaput : la lumière centrale reçoit un agrandissement très marqué, et par la création de larges orifices sur la circonférence de l'appareil on assure le libre écoulement des matières fécales, même lorsque le bouton se place en travers. Actuellement, à Lyon, le bouton de Murphy, modifié par M. le Dr Villard, est presque le seul dont les chirurgiens se servent, et nous ne voyons plus dans leurs observations, d'accidents d'obstruction dus à sa présence dans l'intestin : cependant cet accident pourrait se produire, s'il avait à franchir un rétrécissement dont on ignore la présence, ou une coudure accidentelle (observation XII).

Lorsque le chirurgien pratique le rapprochement des deux segments de l'intestin par dessus le bouton, il se trouve, d'après M. Chaput, entre deux alternatives : ou

(1) *Gazette hebdomadaire*, 1895.

bien ne pas serrer suffisamment, et l'anastomose peut ne pas se maintenir, ou serrer trop fort et sectionner les tuniques intestinales. Disons de suite que ce dernier accident ne s'est jamais produit, du moins lorsque les tuniques étaient absolument saines. Les bords de l'instrument sont suffisamment mousses pour que la section devienne impossible ; nous avons vu, au sujet du manuel opératoire, que MM. Villard et Quenu recommandent au contraire de serrer fortement.

Il peut arriver que l'intestin, dilaté ou non, forme des plis au moment de l'approximation et constitue de ce fait une imperfection de l'anastomose. Il suffit de placer une fois le bouton pour voir que si la pression est telle qu'on doit la pratiquer, les plis s'effacent et les séreuses s'adossent à merveille.

Waitz (1) reproche à l'emploi du bouton de Murphy de permettre l'hémorragie intestinale, et il en cite un cas, survenu chez une jeune fille de 21 ans, pour lequel il dut recourir à une seconde intervention. Il nous semble difficile d'admettre qu'un pareil reproche puisse être justifié, s'il n'y a pas eu de faute de la part de l'opérateur, car, c'est au contraire un des gros avantages de la méthode de Murphy, d'assurer l'hémostase parfaite en même temps que la coaptation des segments de l'intestin.

Pour rapprocher les deux séreuses, on s'expose à contusionner l'intestin, ce qui peut être la cause de perforations secondaires. « On peut et on doit éviter cet accident, en prenant la précaution de bien protéger

(1) Berlin : Klin, woch n° 28, 13 juillet 1897.

l'intestin par un tampon élastique de gaze ou de coton, avant d'exercer sur les moitiés du bouton la compression nécessaire pour les engrener et les affronter. » (1)

On a enfin incriminé l'anastomose par le bouton de Murphy d'amener un rétrécissement cicatriciel secondaire. Ce grave reproche n'est pas fondé, l'anatomie pathologique d'accord avec la clinique, nous le démontre. Jamais une autopsie n'a montré la réalité de ce rétrécissement d'une façon notable ; la cicatrice qui résulte du sphacèle produit est linéaire et aussi peu sujette que possible à se rétracter. Cliniquement, les malades n'ont jamais présenté d'accidents qu'on pût attribuer au rétrécissement. Les sujets de nos observations ont tous été revus, quelques mois au moins après l'intervention ; ils sont unanimes à déclarer que jamais leurs fonctions digestives n'ont été troublées en aucune façon.

Nous en avons fini avec les objections faites à la méthode de Murphy ; aucune n'est bien sérieuse, ni capable de faire varier l'opinion des chirurgiens qui l'ont adoptée.

Il nous reste maintenant à montrer, avec preuves à l'appui, quels sont les résultats, encourageants pour le malade et pour le chirurgien, qu'elle a donnés jusqu'à ce jour.

(1) Albertin : *Province méd.*, 1899.

CHAPITRE V

RÉSULTATS DE L'EMPLOI DU BOUTON
DE MURPHY — OBSERVATIONS

Les avantages de la méthode de Murphy ont été démontrés au cours des chapitres précédents; nous les avons vus nombreux, réels, et capables d'expliquer la faveur dont elle jouit auprès de nombreux chirurgiens.

Les résultats que nous apportons sont en concordance absolue avec les promesses qu'on pouvait attendre de ce traitement qui, à l'heure actuelle, n'est plus une nouveauté.

Nos statistiques offrent cependant quelques cas de morts : devons-nous en incriminer l'emploi du bouton? Nous ne le croyons pas.

Les circonstances dans lesquelles les échecs se sont produits, étaient exceptionnellement graves. Toutes se rapportent à des cas où les malades arrivent en état de stercorémie, avec collapsus, congestion des bases, hypothermie, pouls imperceptible ; l'infection n'a pu être arrêtée dans sa marche et la mort est survenue rapidement.

4

Dans d'autres cas, la péritonite déjà déclarée n'a pas rétrocédé, et les malades ont succombé. Tout autre mode de traitement n'aurait pas donné de meilleurs résultats : la cause était perdue, qu'on accuse l'époque trop tardive de l'intervention, ou un accident opératoire tout à fait indépendant de la méthode elle-même. Dans d'autres cas encore, le malade a été emporté par une lésion avancée siégeant dans un autre organe : par une myocardite, par l'artério-sclérose généralisée. Exceptionnellement enfin, la mort a pu être causée par une hémorragie mésentérique survenue à la suite d'une ligature mal faite, ou par la torsion d'une anse intestinale voisine ayant contracté des adhérences avec le moignon mésentérique.

Mais le malade n'est pas mort de sa hernie.

Par contre, des cas paraissant désespérés d'après l'état général de l'opéré, ont donné lieu à de véritables résurrections. C'est surtout là que nous pourrions puiser un enseignement.

Que devenaient ces malades autrefois ? Il ne leur restait d'autre ressource que l'établissement d'un anus contre nature : celui-ci établi, il pouvait se développer un phlegmon de la paroi abdominale produisant une suppuration longue et dangereuse, ou bien l'état cachectique du malade ne pouvait s'améliorer, faute d'alimentation, ou bien enfin, se dressait la perspective d'une intervention tardive dont le pronostic était très sombre ; dans l'un et l'autre cas, la mort, retardée peut-être de quelques heures ou de quelques jours, n'en était pas moins fréquente. Combien peu de succès ont couronné des interventions pratiquées dans de pareilles circonstances !

Pour qu'une statistique fût rigoureusement exacte, il faudrait mettre en présence des faits semblables entre eux. Or cette condition est, dans la pratique, impossible à réaliser, et dans l'appréciation de ces faits, on doit se contenter du relatif; aussi bien, ce relatif même est encore tout à l'avantage de la méthode de Murphy.

Toutes les fois que le chirurgien entrevoit une chance de succès dans l'opération, il peut être assuré qu'avec l'emploi du bouton anastomotique, cette chance de succès est beaucoup plus grande qu'avec tout autre procédé.

Lorsque la hernie étranglée et sphacélée est opérée dans des conditions suffisantes d'asepsie, qu'aucun accident imprévu ne survient du fait du chirurgien, ou du mésentère — ce qui est particulièrement rare pour ce dernier, — la guérison est la règle. Les suites sont encore plus simples, si possible, lorsqu'on pratique la résection d'une anse simplement douteuse.

Les autopsies des cas malheureux que nous citons, ont complètement innocenté le bouton : l'anastomose avait parfaitement tenu et il n'y avait pas d'inflammation péritonéale due à son emploi.

Les guérisons ont été absolues, et de plus très rapides, survenant entre sept et vingt-cinq jours, avec une moyenne de onze jours.

Les résultats éloignés, que nous avons pu connaître pour tous les cas consignés dans nos observations, ont toujours été excellents. Tous les malades ont repris leurs occupations antérieures ; ils ne se plaignent d'aucun trouble dans leurs fonctions digestives et ne présentent pas de phénomènes de sténose intestinale.

L'élimination du bouton s'est effectuée sans accident notable vers le quinzième jour en moyenne. Les cas où l'élimination n'a pas été constatée, n'ont pas présenté d'accidents ultérieurs de ce fait.

Nous avons pu réunir dix-sept cas de gangrène herniaire où le bouton de Murphy a trouvé son application. La guérison a été obtenue quatorze fois et la mort est survenue trois fois. Par l'addition des quarante-trois cas de la thèse de Jeunet (1) dont quinze sont suivis de mort, les douze cas de la thèse de Gorde (2) dont deux suivis de mort, les trois cas de la thèse de Maire (3) dont un suivi de mort, les seize cas de la thèse de Pla (4) dont deux suivis de mort, nous obtenons un total de quatre-vingt-onze succès et de vingt-trois morts.

La proportion des décès est donc de 20 p. 0/0 environ. Cette moyenne est bien meilleure que celle fournie par la méthode de l'anus contre nature et même de l'entérorraphie, bien que cette dernière ait été peu appliquée dans les cas graves, contrairement à ce qui a eu lieu pour la méthode de Murphy.

Tout récemment, Murphy (5) a présenté une statistique de mil six cent vingt cas, dans lesquels il a employé le bouton. Ces cas comprennent toutes sortes d'affections, malignes ou non, aiguës ou chroniques, et

(1) Lyon, 1899.
(2) Montpellier, 1896.
(3) Lyon, 1895.
(4) Lyon, 1895.
(5) XIIIᵉ Congrès international de médecine. Paris, 1900.

ils ont donné une mortalité de 19,3 p. o/o. Sur cent
soixante-six cas d'affections non malignes, il y a eu
2 p. o/o de mortalité. Le chirurgien américain ajoute
qu'avant l'emploi du bouton, la mortalité la plus faible
atteignait 3o ou 4o p. o/o ou même davantage. C'est
l'apparition du bouton qui a fait baisser pour la
première fois de beaucoup la mortalité. Il reconnaît
qu'il était un peu bizarre de laisser dans le tube digestif
un corps étranger sur lequel l'opérateur n'avait aucun
contrôle. Mais il ne peut admettre les boutons absor-
bables, jusqu'au jour où ils seron' compris de telle
façon qu'ils ne puissent être résorbés avant que les
choses soient revenues à l'état normal. Dans certains
cas, la cicatrisation se fait au bout de trois ou quatre
jours, dans d'autres, elle ne se fait pas même au bout
de dix jours et même au bout d'un temps plus long. Il
est en train d'essayer un bouton de magnésium allié
à de l'aluminium, mais il n'est pas en état de l'appliquer.
Ce bouton n'est pas absorbable par le suc gastrique,
mais il se pourrait qu'il put être dissous par les
solutions alcalines.

OBSERVATIONS

OBSERVATION I (M. le Dʳ Delore)

(Service de M. le professeur Poncet)

Hernie étranglée datant de 4 jours. — Résection. — Bouton de Murphy. — Villard. — Guérison. — Résultats éloignés.

Ch..... Antoine, 27 ans, tisseur, né à Chanfailles, demeurant à Thyzy, entre à l'hôpital, dans le service du professeur Poncet, le 26 décembre 1899, porteur d'une hernie inguinale gauche. Il y a quatre jours, la hernie apparaît au dehors : on note de la douleur quelques vomissements, l'arrêt des gaz, mais un assez bon état général ; le malade continu à marcher.

Hier, 25 décembre, un vomissement verdâtre-jaunâtre, le matin ; le malade dit être allé à la selle, et avoir fait des gaz.

On pense qu'il s'agit d'une épiplocèle. Cependant, comme la tumeur est très tendue, mate ; malgré l'absence presque complète de vomissements et la présence de gaz rendus par l'anus ; comme il y a du météorisme abdominal, de la matité dans les points déclives, un faciès légèrement jaunâtre ; malgré une température de 37°5 ce soir et 37°8 hier soir, on pense qu'il s'agit peut-être d'un pincement latéral avec point de sphacèle. Quoi qu'il en soit, l'opération est décidée.

Le 26 décembre, M. le Dʳ Delore, chef de clinique, fait une incision au niveau de la tumeur et découvre une hernie inguinale, longue de 10 à 12 centimètres. Le sillon supérieur est près de se sphacéler; l'intestin est dépoli, très hématosé. Adhérences récentes de l'épiploon à l'intestin, dans le sac herniaire qui contient un liquide séreux.

Résection de 10 à 12 centimètres de l'intestin, après ligature du mésentère de l'anse. On applique le bouton de Murphy-Villard; l'intestin très vascularisé saigne beaucoup. La muqueuse fait hernie entre les deux séreuses adossées, ce qui nécessite quelques points de suture supplémentaires.

Drainage après réduction; pansement.

30 décembre: le malade a toujours été apyrétique; on enlève les mèches; pas une goutte de pus. Le ventre est souple. Le malade a fait beaucoup de vents depuis l'opération.

4 janvier; le malade mange depuis deux jours; il évacue son bouton à midi. La plaie est à peu près complètement fermée.

14 janvier: le malade quitte l'hôpital complètement guéri.

Reçu de ses nouvelles le 6 octobre 1900: la digestion se fait très bien, pas de diarrhée ni de constipation; quelques rares douleurs abdominales, mais de très courte durée. Le malade a repris son travail et porte un bandage; il n'a remarqué qu'une chose: la région de la hernie devient un peu grosse le soir quand il a terminé sa journée de travail; mais il n'en est pas incommodé. Succès durable.

OBSERVATION II (M. le Dr Delore)

(Service de M. le professeur Poncet)

Hernie crurale étranglée. — Résection intestinale. — Bouton de Murphy-Villard. — Guérison. — Résultats éloignés.

T...... Catherine, 42 ans, née à Saint-Maurice-Dargoin (Rhône), demeurant à Oullins, est atteinte d'une ancienne hernie crurale, qui s'est brusquement étranglée depuis trois jours, pendant lesquels elle a eu des vomissements très abondants.

Elle rentre le 26 février 1900 à l'Hôtel-Dieu, dans le service de M. le professeur Poncet ; son faciès est mauvais, la langue sale, la soif vive, les yeux cernés ; pas de fièvre. Grosse tumeur crurale droite qui est la hernie étranglée. Pas de ballonnement du ventre.

L'opération est immédiatement pratiquée par M. le Dr Delore, chef de clinique. Après incision, on tombe sur un sac très fin, renfermant une grande quantité d'un liquide rougeâtre. L'anse intestinale étranglée a une longueur de 7 à 8 centimètres ; le sillon inférieur est très serré. La paroi intestinale est de couleur feuille morte ; suffusions sanguines sous-séreuses sur toute l'étendue ; sensation de tissu mou, flasque. La vascularisation n'y revient pas après lavage à l'eau tiède.

On pratique la résection intestinale à un centimètre en dehors des sillons supérieur et inférieur. Ligature du mésentère avec une suture d'affrontement. On applique le bouton de Murphy-Villard ; l'affrontement des deux séreuses est parfait, ce qui évite des points de suture supplémentaires. Réduction après débridement du ligament de Poupart et réfection de la paroi par suture du ligament de Poupart. Drainage et pansement compressif.

28 février : la malade a fait des gaz ; quelques légères coliques, pas de vomissements. La température était de 38°5 hier soir et 38° ce matin.

3 mars : premier pansement ; un peu de pus dans la ligne de suture ; pas de fièvre, très bon état général.

4 mars : on donne un lavement ; la malade va bien du ventre.

9 mars : le bouton de Murphy-Villard est évacué, exactement 11 jours après l'opération. L'état général est parfait.

11 mars : la malade quitte l'hôpital complètement guérie.

Au mois d'octobre 1900, la guérison s'était maintenue, sans aucun trouble du côté de l'appareil digestif ; l'état général est comme avant l'opération et la malade a repris sans fatigue ses anciennes occupations. Résultats éloignés excellents.

OBSERVATION III (M. le Dr DELORE)

(Service de M. le professeur PONCET)

Hernie crurale gauche étranglée. — Pincement latéral avec obstruction complète. — Résection. — Bouton de Murphy-Villard. — Guérison. — Résultats éloignés.

B..... Michel, 5a ans, habitant à Lyon-Saint-Just, est atteint depuis longtemps d'une double hernie crurale. Hier matin, étranglement brusque de la hernie gauche, avec vomissements, arrêt des gaz, ballonnement du ventre, douleur et tension de la tumeur.

Le 8 mars 1900, il entre à l'Hôtel-Dieu, dans le service de M. le professeur Poncet. La kélotomie est pratiquée le jour même par M. le Dr Delore, chef de clinique. L'anneau crural est très serré. Après ouverture du sac, l'anse intestinale étranglée apparaît très noire, ecchymotique, sans odeur, flasque sur une étendue à peu près égale à une pièce de 5 francs. La circulation ne semble pas revenir après 6 à 8 minutes de lavages tièdes. On pratique alors la résection de 5 centimètres d'intestin, après ligature préalable du mésentère et on applique le bouton de Murphy-Villard. On éprouve quelques difficultés pour l'application de la moitié mâle, par suite de l'exubérance de la muqueuse prise. L'adaptation se fait bien cependant, après un fort resserrement des deux morceaux comptés.

Durée de l'opération : 20 minutes. Après un large débridement de l'anneau crurale, on réduit : drainage et pansement.

11 mars : le malade allait bien, était apyrétique, faisait des vents. Brusquement, à minuit, 54 heures après l'opération, le malade ressent une douleur vive dans l'abdomen avec lipothymie. Le matin, à la visite, on constate du ballonnement du ventre, de la douleur abdominale presque généralisée. La tempé-

rature est de 39°,5. Pas de vomissements ; facies abattu, langue grillée ; les souffrances spontanées sont peu marquées. (Le bouton était d'un calibre trop réduit).

15 mars : les signes graves ont assez rapidement disparu en 36 heures. Actuellement l'état général est parfait. Il est probable que l'accident survenu était dû à de l'obstruction intestinale aiguë par le bouton, et à la stercorémie consécutive : le bouton était cependant du petit modèle.

28 mars : le malade est complètement guéri, mais le bouton n'a pas encore été trouvé dans les selles.

Reçu de ses nouvelles le 7 octobre 1900. Les fonctions digestives sont tout à fait normales ; de plus, le malade qui, depuis deux ou trois ans, avait remarqué qu'il avait de la diarrhée pendant les grosses chaleurs, ne l'a pas vu reparaître cette année. Pas de constipation, d'autre part. Le malade a souffert pendant quelque temps du ventre, après l'opération ; les douleurs ont disparu. Toutefois, le malade, après avoir mangé, se sent le ventre un peu lourd, et il ne peut se tenir baissé pendant un moment sans souffrir ; il ne pourrait, dit-il, faire un travail où il faudrait se baisser.

OBSERVATION IV (M. le Dr Delore)

(Service de M. le professeur Poncet)

Hernie crurale droite étranglée. — Résection intestinale. — Bouton Murphy-Villard. — Guérison. — Résultats éloignés.

D..... Claudine, 48 ans, Villechenève (Rhône), entre à l'Hôtel-Dieu le 13 juillet 1900, dans le service de M. le professeur Poncet, pour des accidents d'étranglement herniaire : vomissements, absence de gaz rendus par l'anus.

A son entrée, on constate une grosse tumeur crurale à droite et du ballonnement du ventre.

L'opération est pratiquée le jour même par M. le Dr Delore chef de clinique. Le sac est épais, multiloculaire, no renfermant pas de liquide louche; l'anneau crural est très serré. Le bout supérieur, attiré facilement, est très dilaté; le bout inférieur est adhérent. On trouve une plaque perforée par laquelle, s'échappent des mucosités, au niveau du bout inférieur. On fait une résection de 15 centimètres d'intestin et on applique le bouton de Murphy-Villard.

Par suite de l'énorme disproportion des bouts réséqués (le bout supérieur étant dilaté et épaissi), on est obligé de faire quelques points de suture supplémentaires.

Durée de l'opération : 40 minutes.

On trouve du liquide dans le péritoine : peut-être est-ce un peu de péritonite (?) : on met une mèche péritonéale; pansement.

17 juillet : ablation des mèches ; le malade est apyrétique, avec un bon état général.

24 juillet : guérison à peu près complète.

30 juillet : la malade quitte l'hôpital.

Reçu de ses nouvelles le 20 octobre. État général excellent, pas de troubles digestifs, pas de diarrhée ni de constipation, pas de douleurs abdominales. Si la malade travaille un peu, elle ressent de la douleur au niveau de la plaie et dans la jambe du côté de l'opération, douleur qui disparaît dans la position assise.

OBSERVATION V (M. le Dr DELORE)

(Service de M. le professeur PONCET)

Hernie crurale droite étranglée, simulant l'occlusion intestinale. — Résection. — Bouton de Murphy-Villard. Mort de stercorémie.

La malade entrée à l'Hôtel-Dieu, dans le service de M. le professeur Poncet, le 13 juillet 1900, attire l'attention sur des accidents d'occlusion intestinale. Elle n'a pas remarqué que la hernie crurale dont elle était porteuse, fût devenue plus grosse, ni douloureuse. On constate du péristaltisme intestinal d'une façon très prononcée, des vomissements fécaloïdes, du refroidissement périphérique.

L'opération est pratiquée le 13 juillet, par M. le Dr Delore, chef de clinique, qui, après incision du sac, lequel masquait l'anse intestinale étranglée, tombe sur une hernie crurale marronnée avec sphacèle imminent sur le sillon inférieur. On pratique une résection de 10 centimètres d'intestin et on applique le bouton de Murphy-Villard.

Durée de l'opération : 15 ou 20 minutes.

16 juillet : la malade est morte à minuit, 60 heures après l'opération, de phénomènes de stercorémie. Elle avait fait quelques gaz par l'anus.

17 juillet : l'autopsie montre qu'il n'y avait pas de péritonite ; le bouton avait bien tenu. Mais il y avait de la congestion pulmonaire aux deux bases. La mort est bien due à la stercorémie.

OBSERVATION VI (M. le Dr DÉLORE)

(Service de M. le professeur PONCET)

Hernie crurale étranglée. — Epiplocèle et enterocèle. — Résection de l'intestin et de l'épiploon adhérent. — Bouton de Murphy-Villard. — Guérison. — Résultats éloignés.

P... Marie, 60 ans, est atteinte d'une vieille épiplocèle crurale droite. Il y a 4 jours, il se produit un étranglement intestinal, caractérisé par des vomissements continuels, etc.

Etat cachectique.

Entrée, le 7 août 1900, dans le service de M. le professeur Poncet, elle présente une grosse tumeur crurale non sonore.

La kélotomie, faite par M. le docteur Delore, chef de clinique, montre un épiploon adhérent et du liquide hématique dans le sac. L'anneau est serré. L'intestin, de couleur feuille morte, est réséqué sur une longueur de 12 centimètres. Le mésentère est thrombosé. On applique le bouton de Murphy-Villard, en cinq minutes, et on résèque l'épiploon. Réduction, pansement.

Le soir, la température est à 39° 3 ; il y a de l'agitation ; le pouls est bon, la langue sèche ; les vomissements n'ont plus reparu.

10 août : ce soir, quelques vomissements bilieux. La malade urine seule, fait des vents et des matières depuis le lendemain de l'opération.

21 août : la guérison est complète.

1er septembre : la malade quitte l'hôpital, sans avoir évacué le bouton de Murphy.

Reçu de ses nouvelles le 22 octobre 1900. Les fonctions digestives ne sont pas parfaites, mais cet état existait avant l'opération ; la malade va bien à la selle actuellement, sans diarrhée ni constipation. Elle souffre cependant du ventre depuis l'opération qui est récente, et la plaie n'est pas encore fermée.

OBSERVATION VII (M. le Dr Delore)

Gangrène herniaire. — Résection et bouton de Murphy-Villard. — Guérison. — Résultats éloignés.

M. X..., 54 ans, atteint de hernie crurale gauche depuis dix ans et d'une hernie inguinale droite, portait ordinairement un bandage qui contenait fort mal la hernie crurale.

Le 10 janvier 1900, étranglement de la hernie crurale. Le malade se refuse à une opération pendant quarante-huit heures, et, malgré l'avis de son médecin, pratique sur lui-même des séances prolongées de taxis.

L'opération est enfin pratiquée par M. le Dr Delore, soixante-quinze heures environ après le début des accidents. La région crurale est distendue, douloureuse, paraît enflammée et mollasse, pseudo-fluctuante. On redoute une perforation intestinale.

A l'ouverture du sac, écoulement de quelques gouttes de sérosité louche ; c'est l'intestin grêle qui est hernié. Il est long de cinq à six centimètres, apparaît de teinte grisâtre, au niveau du sommet de la convexité, réunie au sac par quelques fausses membranes récentes de péritonite. En écartant l'intestin, issue de quelques gouttes d'un liquide fécaloïde, provenant du sphacèle du sillon adjacent au ligament de Gimbernat.

Après lavage, débridement de l'anneau, résection de l'anse herniée, bouton de Murphy-Villard, qu'on adapte sans point de suture complémentaire d'adossement. Réduction de l'intestin après élargissement de l'anneau, par une incision supérieure verticale, couches par couches, au bistouri. Mèche de gaze iodoformée légère dans l'ouverture péritonéale, après résection presque complète du sac.

Les suites furent simples. Les signes de stercorémie, le ballonnement abdominal disparurent dès le second jour, après une selle diarrhéique.

Elimination du bouton le quatorzième jour ; guérison complète le 5 février.

Le malade n'a jamais ressenti de troubles digestifs jusqu'au 30 septembre 1900.

OBSERVATION VIII

(Due à l'obligeance de M. le Dr Tixier)

Citée in thèse Jeunet, complétée au point de vue résultats éloignés.

Hernie étranglée. — Réduction en masse. — Bouton de Murphy-Villard. — Broncho-pneumonie. — Myocardite — Guérison.

C . . . François, soixante-six ans, entre à l'Hôtel-Dieu, service de M. le professeur M. Poncet, le 15 avril 1899. Il est porteur d'une hernie depuis dix ans, elle siège à droite, et surtout à la suite d'efforts, elle apparaît brusquement. Le port d'un bandage permet au malade de travailler.

Le 11 avril, le malade ayant voulu réduire lui-même sa hernie a dû employer une certaine force. Aussitôt il a été pris de douleurs de plus en plus vives, irradiées à tout l'abdomen.

Un médecin appelé fit mettre une vessie de glace.

Les douleurs persistant, le malade rentre à l'hôpital.

Dès le jour même de la réduction, le malade n'a plus eu de selles et des vomissements ont apparu, d'abord alimentaires, puis fécaloïdes. On se trouve donc en présence de phénomènes d'occlusion intestinale subaiguë. A l'exploration de l'anneau inguinal droit, on ne sent pas de corde épiploïque.

Opération le 19 avril, par M. le Dr Tixier, suppléant M. le professeur M. Pollosson.

On trouve une réduction en masse avec sphacèle. Résection de dix centimètres environ et bouton de Murphy-Villard. Dissection et excision du sac.

Le 20, le malade est allé trois fois à la selle dans l'après-midi d'hier. Broncho-pneumonie. Température, 39° 2.

21 avril, température 39°. Pas de selles, vents constamment.

22 avril, température 38° 2, pas de selles.

Les jours suivants, la température oscille entre 38° 1 et 38° 6. Selles tous les jours, sans lavement. Les matières sont dures ou molles.

28 avril, pas de fièvre, bon état général, selles chaque jour, urines claires.

29 avril, bouton non rendu, matières un peu sanguinolentes. Le malade mange un peu.

3 mai, température 39° 6, quelques coliques, pas de frisson ni de toux, trois selles hier peu abondantes, diarrhéiques.

5 mai, température normale, scrotum un peu gros sans gêner le malade.

6 mai, bon état général. Le malade mange. La guérison est complète.

Reçu de ses nouvelles le 4 octobre 1900. Les fonctions digestives ont repris leur état normal comme avant l'opération, pas de diarrhée ni de constipation, le malade ne souffre pas du ventre, sauf après une fatigue, telle qu'une marche de quatre ou cinq kilomètres. Il porte encore actuellement une ceinture avec pelote, car sans elle, la hernie reparaît de nouveau; mais c'est là un léger insuccès pour lequel le bouton de Murphy n'est rien.

OBSERVATION IX

(Due à l'obligeance de M. le Dr TIXIER.)

Citée in thèse Jonnet.

Hernie crurale étranglée. — Gangrène, résection, bouton de Murphy-Villard. — Myocardite, sclérose généralisée. — Mort un mois après l'opération.

R... Félicité, soixante-treize ans, entre, le 31 janvier 1899, dans le service de M. le professeur M. Pollosson, pour des accidents d'étranglement herniaire, datant de onze jours.

Elle est opérée le 1er février, par M. le Dr Tixier, avec l'anes-thésie.

A l'ouverture du sac, on trouve un phlegmon stercoral avec gangrène de l'intestin; on en résèque 15 centimètres et on applique le bouton de Murphy-Villard. Le sac est laissé ouvert et on met une mèche de drainage.

Disparition des accidents du côté du tube digestif. Mais la malade est atteinte de myocardite avec sclérose généralisée; elle meurt le 4 mars, trente-deux jours après l'opération.

A l'autopsie, on constate que l'anastomose est parfaite; elle ne peut donc être la cause de la mort.

Le bouton avait été expulsé au bout de dix-neuf jours. La malade a été apyrétique à peu près complètement, sauf au huitième jour, où la température monta à 39° 8, pour retomber le lendemain à la normale.

5

OBSERVATION X

(Due à l'obligeance de M. le D' TIXIER.)

Publiée in thèse de Jennet, complétée au point de vue résultats
éloignés.

Hernie étranglée. — Gangrène ; résection et bouton de Murphy-Villard. — Guérison.

L...... Antonine, 65 ans, ménagère, entre à l'Hôtel-Dieu, dans
le service de M. le professeur M. Pollosson, le 15 avril 1899,
pour des symptômes de hernie étranglée.

Depuis 5 ou 6 mois, elle était porteuse d'une pointe de hernie
qui ne la gênait en rien. Le 13 avril, la malade, qui lavait du
linge, éprouve tout à coup une violente douleur dans le ventre
et l'estomac.

Elle s'alite et s'applique des cataplasmes. Mais les douleurs
continuent ; le lendemain, des vomissements dans l'après-midi,
ainsi que le surlendemain ; pas de selles.

Opérée le 15 avril, par M. le D' Tixier, alors chef de service,
à l'ouverture du sac, on tombe sur un intestin sphacélé ; le collet
du sac était très serré et même à ce niveau il y avait une perforation. Résection de 20 centimètres d'intestin et application du
bouton de Murphy-Villard. Réduction et pansement.

La température, qui était de 37° 6 à son entrée, s'élève à 38° 3
jusqu'au 20 où elle monte à 39° et le 21 à 39° 6. Chute le 22, et
oscillation entre 38° et 38° 5.

Un peu de douleur dans le ventre. Les vomissements ont
disparu, la langue est un peu saburrale, pas d'appétit, soif moins
vive.

28 avril, le bouton est rendu par les selles. État général parfait.
Température normale. Guérison.

La malade a été revue le 8 du mois d'octobre 1900. La guérison s'est maintenue parfaite, sans aucun trouble général ni digestif. Pas de diarrhée ni de constipation, appétit bien conservé. La malade n'a jamais souffert du ventre. Guérison parfaite et durable.

OBSERVATION XI

(Due à l'obligeance de M. le Dr Tixier)

Citée in thèse Jeunot, complétée au point de vue résultats éloignés.

Hernie inguinale gauche, sortie après réduction. — Réopération. — Résection et bouton de Murphy-Villard. — Cure radicale de hernie inguinale droite. — Guérison.

P... Léon, marchand-forain, trente-six ans, entre le 29 novembre 1898, dans le service de M. le professeur M. Pollosson, pour une hernie inguinale gauche étranglée.

Le malade était porteur de cette hernie depuis l'âge de treize ans ; elle ne le gênait pas : coliques légères, pas de troubles digestifs pendant cette longue période.

Dans la nuit du 28 au 29 novembre, la hernie s'est étranglée ; depuis quelques jours, le malade souffrait un peu et de plus toussait beaucoup. Coliques fortes, envies de vomir d'abord, puis vomissements glaireux et bilieux. Douleurs très vives arrachant des cris.

Rentré le 29 novembre, opération le 30 par M. le professeur Pollosson.

Le malade tousse beaucoup dans la journée, et la hernie ressort, ce qui nécessite une seconde intervention faite par MM. Pollosson et Tixier.

Résection de soixante-dix centimètres d'intestin, suture en chaîne du mésentère, bouton de Murphy-Villard. Réduction et drainage avec une mèche de gaze iodoformée.

Le 1er décembre, on constate l'inflammation du mésentère et la présence d'un épanchement. Injection de sérum artificiel.

Le 2 décembre, le malade ne vomit plus, mais température à 39°, tousse toujours.

Le 3 décembre, bon état de la plaie, pas de suppuration, température, 39° 8.

Le 6 décembre, température 39° 6, pas de vomissements.

Le 26 décembre, plus de fièvre, état général excellent. Le lendemain on procède à la cure radicale d'une hernie inguinale droite.

Le malade sort le 23 février 1899, complètement guéri. Le bouton avait été expulsé au seizième jour.

Le malade a été revu le 3 du mois d'octobre 1900 : il n'a jamais ressenti aucun trouble intestinal ; ses fonctions digestives sont normales et jamais il n'a eu de douleurs abdominales ; la guérison s'est maintenue parfaite.

Remarque : Dans les cas d'efforts abdominaux par suite de toux, la solidité de l'anastomose intestinale est beaucoup plus sûre avec le bouton qu'avec l'entérorraphie.

OBSERVATION XII

Due à l'obligeance de M. le Dr TIXIER)

Hernie crurale étranglée. — Gangrène. — Résection et bouton de Murphy-Villard. — Obstruction persistante. — Anus contre nature. — Mort tardive.

F. . . . Benoîte, soixante-trois ans, est atteinte depuis trois ans d'une hernie crurale droite. Depuis le 20 février 1899, elle éprouvait un malaise au niveau de sa hernie, avec des vomissements incessants. Le 23, les douleurs persistant, elle rentre à l'hôpital : on diagnostique étranglement herniaire.

M. le Dr Tixier, suppléant M. le professeur M. Pollosson, l'opère d'urgence. On trouve une anse intestinale prête à se perforer.

Résection de cinq centimètres d'intestin et on tente l'application du bouton de Murphy-Villard. Mais au moment de la réunion des deux segments, le bout supérieur de l'intestin se déchire. Nouvelle tentative sans plus de résultats. A la troisième fois, réussite. Grande difficulté pour réintégrer le bouton dans l'anneau crural. M. le Dr Tixier, par crainte d'une perforation, place une mèche de gaze entre l'anse intestinale suturée et le bord du mésentère sectionné, et ramène les deux bouts dans la plaie laissée ouverte.

24 février, pas de vents ni de selles.

25 février, idem, mais vomissements calmés par ingestion de glace.

26 février, on constate que la mèche de gaze avait produit une coudure de l'anse intestinale, expliquant ces phénomènes d'occlusion persistante. M. le Dr Tixier établit un anus contre nature.

27 février, l'anus fonctionne bien, cependant l'état général reste assez précaire.

13 mars, mort par suite d'affaiblissement progressif, sans accidents aigus.

OBSERVATION XIII

(Service de M. le professeur PONCET)

Hernie crurale gauche étranglée. — Gangrène. — Résection et bouton de Murphy-Villard. — Guérison. — Résultats éloignés.

P. . . . Virginie, cinquante ans, ménagère, entre le 22 juin 1895 dans le service de M. le professeur Poncet. Le jour même, vers deux heures de l'après-midi, sans phénomènes préalables, la malade est prise tout à coup de coliques violentes, surtout au niveau du nombril, s'irradiant dans tout l'abdomen. Une heure après, vomissements peu pénibles, constitués d'abord par le lait caillé, teinté en vert par de la bile. Ces vomissements ne sont pas très abondants, mais durent six heures sans cesser.

Pendant cette période, les douleurs s'amendent, mais sans disparaître complètement. Amenée à l'hôpital à huit heures du soir, elle est opérée d'urgence par M. le Dr Villard.

Les téguments sont légèrement nécrosés au niveau du collet, à ce même niveau, l'anse intestinale est friable et se déchire pendant qu'on agrandit l'anneau. La suture n'est pas possible. On fait alors la résection de dix centimètres environ d'intestin et on applique le bouton de Murphy, puis on fait la cure radicale de la hernie.

Le soir, la température est de 38° 4.

Le lendemain, la malade fait des gaz, mais pas de selles. Elle a vomi quelques glaires peu abondantes.

28 juin : ce matin, sans cause appréciable, 38° 6. La malade avoue avoir mangé avant-hier soir quelques pâtisseries ; fortes coliques pendant ces deux jours. Ce matin, malgré la température, la malade ne souffre plus, pas de vomissements.

1er juillet, expulsion du bouton, neuf jours après l'opération, état général excellent, pas de température.

La malade a été revue le 23 octobre 1900. Elle dit n'avoir suivi aucun régime alimentaire spécial une fois sortie de l'hôpital et n'avoir eu, depuis cette époque, ni douleurs abdominales, ni diarrhée, ni constipation. Santé parfaite et durable. Ces résultats connus au bout de cinq ans et demie, montrent que les rétrécissements cicatriciels ne sont pas à craindre. L'état général de la malade au moment de l'intervention était très bas, elle dit avoir eu une véritable résurrection.

OBSERVATION XIV

(Due à l'obligeance de M. le Dr Bénard)

(Service de M. le professeur Poncet)

Hernie crurale droite étranglée. — Gangrène. — Résection et bouton de Murphy. — Guérison. — Résultats éloignés.

M... Marie, soixante-dix ans, entrée le 30 juillet 1898, pour une hernie étranglée : accidents brusques depuis la veille, très aigus. Hernie très douloureuse, beaucoup de vomissements. A l'ouverture du sac, on trouve de l'intestin et de l'épiploon ; l'anse est très serrée avec des plaques grisâtres, d'odeur gangréneuse. Résection de douze centimètres d'intestin et application du bouton de Murphy.

Après l'opération, le pouls est assez bon ; pas de shok. L'hémostase du mésentère a été assez laborieuse.

Le 14 août, on retrouve le bouton dans les selles de la malade.

Le 4 septembre : la malade sort du service complètement guérie.

Reçu de ses nouvelles le 26 octobre 1900. La malade ne se porterait pas aussi bien qu'auparavant. Elle est atteinte de rhumatisme et lui attribue quelques douleurs dans le ventre, au niveau de la région opérée, douleurs consistant dans des lancées qui l'empêchent de se tenir debout, mais ne durent pas plus d'un jour. Elle digère bien. Pas de constipation, mais de temps à autre, de fortes coliques qui, parfois, l'obligent à aller quatre ou cinq fois à la selle, dans la même journée, sans diarrhée.

Guérison à peu près parfaite ; pas de sténose intestinale.

OBSERVATION XV

(Due à l'obligeance de M. le Dr BÉRARD)

(Service de M. le professeur Poncet)

Hernie crurale droite étranglée. — Gangrène. — Résection et bouton de Murphy. — Guérison. — Résultats éloignés.

P... Marie, 41 ans, reçue dans le service de M. le professeur Poncet, le 19 octobre 1898, est vue par M. le Dr Bérard, le même jour à cinq heures et demie du soir : cette femme présente une hernie crurale droite étranglée.

Les accidents remontent à deux jours et ont débuté par des vomissements alimentaires faisant croire à une indigestion. En même temps, suppression des matières et des gaz, douleur assez vive au pli de l'aine. Diagnostic facile : petite hernie marronnée, entéro-épiplocèle.

État général relativement bon, opération de suite avec un seul aide. Après incision du sac, il s'écoule un liquide rouge brunâtre, n'ayant pas d'odeur gangréneuse très accentuée, mais il y a un pincement latéral très serré d'une anse grêle dont les tuniques restent livides une fois l'obstacle levé, et dont le péritoine s'effrite sous un filet d'eau bouillie ; au niveau du sillon d'étranglement, les parois semblent réduites au péritoine. Partout ailleurs elles sont encore assez épaisses.

Devant cet état plus que douteux de l'intestin, la résection en est pratiquée sur une longueur de six centimètres, et est suivie de l'application d'un bouton de Murphy (type Murphy). L'hémostase du mésentère est très facile et rapide, et l'opération terminée en vingt-cinq minutes. Suites simples.

Le bouton est expulsé le 1er novembre et la malade sort le 8 novembre, complètement guérie avec un bandage.

Reçu de ses nouvelles le 26 octobre 1900. Depuis sa sortie de l'hôpital, la malade a toujours été de mieux en mieux. Actuellement, elle va très régulièrement à la selle ; jamais de constipation, contrairement à son état antérieur. Pas de douleurs abdominales. Guérison durable.

OBSERVATION XVI

(Due à l'obligeance de M. le Dr BÉRARD)

(Service de M. le professeur Poncet)

Hernie crurale gauche étranglée. — Gangrène du sac et d'une portion de l'anse. — Résection et bouton de Murphy. — Guérison. — Résultats éloignés.

M... Marie, cinquante-quatre ans, entre, le 4 mai 1899, dans le service de M. le professeur Poncet. Rien de particulier dans les antécédents de la malade ; elle est du reste dans un état de faiblesse tel qu'il est difficile d'obtenir d'elle des renseignements précis et circonstanciés. Cependant elle raconte qu'elle portait dans le pli de l'aine gauche une hernie qui, depuis seize ans, époque à laquelle elle apparut, n'avait jamais donné lieu à des accidents graves.

Le 29 avril, la malade s'aperçut que sa hernie était douloureuse et refusait de rentrer. Ce jour-là, apparurent des vomissements qui persistèrent les jours suivants, et prirent, dès le 1er mai, une teinte jaune et une apparence fécaloïde. Il y avait en même temps suppression absolue des matières et des gaz.

Cette malade arrive à la clinique le 4 mai, à dix heures du matin, dans un état de faiblesse marqué, les traits du visage tirés, le pouls petit ; les vomissements persistaient. Au niveau du pli inguinal gauche, on remarquait une tuméfaction ovalaire à grand axe parallèle à l'arcade crurale, douloureuse à la pression, et au niveau de laquelle la peau était rouge et un peu œdématiée.

On porta le diagnostic de hernie crurale étranglée avec gangrène très probable de l'anse et l'intervention d'urgence fut pratiquée. On fit à la malade une injection d'éther, et elle fut opérée par M. le D' Bérard, un quart d'heure après son arrivée. Après incision de la peau, il s'échappe un liquide roussâtre et fétide, en même temps que faisait saillie une masse grisâtre, putrilagineuse, constituée par le sac gangrené. Dans ce sac, de l'épiploon gangrené qui fut réséqué. Au-dessus, une anse intestinale, d'aspect grisâtre, très friable, fortement serrée dans l'orifice crural et présentant en un point une perforation complète.

Toute la portion d'intestin gangrenée et les parties voisines douteuses furent réséquées. On plaça un bouton anastomotique, l'anse intestinale fut rentrée, mais laissée au voisinage de l'orifice. Le sac fut laissé ouvert et drainé jusqu'au niveau de l'anse malade avec un drain et des mèches de gaze iodoformée. Pas de fermeture de la plaie cutanée et pansement à plat. La malade fut reportée dans son lit et on lui fit une injection de cinq cents grammes de sérum. A trois heures du soir, la malade a eu des vomissements jaunâtres ; elle se plaint de souffrir du ventre. Le pouls reste petit et rapide. A cinq heures du soir, la malade n'a pas vomi depuis trois heures de l'après-midi, elle a une selle liquide. La température est de 37° 4.

Le 8 mai, pansement, bon état général et local.

Le 21 mai, le bouton est expulsé.

La malade quitte le service le 2 juin 1899, complètement guérie.

Revue le 24 octobre 1900, la malade dit n'avoir jamais présenté de troubles digestifs ; elle vaque à ses occupations sans difficulté ; pas de douleurs abdominales, aucun signe de rétrécissement.

Guérison parfaite et durable.

OBSERVATION XVII (M. le Dr Nové-Josserand)

Hernie inguinale gangrenée. — Ectopie double testiculaire. — Résection et bouton de Murphy-Villard. — Cure radicale de l'ectopie et de la hernie. — Guérison.

Il s'agit d'un enfant de onze ans, atteint d'ectopie congénitale des deux testicules dans les anneaux inguinaux. Le 19 novembre 1899, à dix heures du matin, il fut pris brusquement de douleurs abdominales violentes. Immédiatement amené à Lyon, il arriva à cinq heures du soir, c'est-à-dire, sept heures après l'étranglement. Il fut opéré séance tenante par M. le Dr Nové-Josserand, chirurgien des hôpitaux. Le sac herniaire était si mince qu'il passa inaperçu. On trouva une plaque douteuse sur l'anse. On résèque douze centimètres d'intestin et on applique un bouton de Murphy-Villard, qui fut rendu 15 jours après.

Ce cas montre la rapidité avec laquelle peuvent apparaître les lésions gangréneuses de l'étranglement herniaire.

Cette observation a été présentée à la société de chirurgie de Lyon, mais l'histoire du malade n'a pas été retrouvée. Nous ignorons les résultats éloignés.

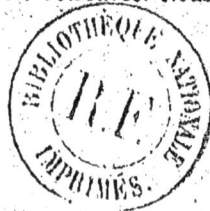

CHAPITRE VI

CONCLUSIONS

1º Deux modes de traitement sont à opposer à la gangrène herniaire : l'entérectomie avec entérorraphie ; l'entérectomie avec bouton anastomotique.

L'emploi du bouton de Murphy, modifié par M. le Dr Villard, doit être considéré comme la méthode de choix dans toutes les interventions de ce genre.

2º Cette méthode supprime les cas de mort subite due au shok péritonial et peut se passer de l'anesthésie générale.

3º Elle est beaucoup plus simple et plus rapide que l'entérorraphie, et en outre, elle est applicable à tous les cas où la mort n'apparaît pas comme fatale, par suite de péritonite généralisée.

4º Elle est plus sûre et surtout plus radicale que l'anus contre nature.

5º Les cas où l'intestin est altéré dans sa structure, sans être totalement nécrosé, sont justiciables de ce mode de traitement qui ne laisse plus place aux accidents dus à la paralysie intestinale, à l'absorption des microbes et de leurs toxines par les vaisseaux sanguins et lymphatiques, ou au passage de ces micro-organismes dans la séreuse abdominale.

6° La réduction pure et simple, dans les cas où la vitalité de l'intestin est douteuse, expose à un double danger : danger immédiat de péritonite ou de septicémie, danger ultérieur de rétrécissement, par formation d'un tissu de cicatrice au niveau de la paroi lésée.

7° Les résultats éloignés montrent l'inanité des craintes de rétrécissement cicatriciel, d'obstruction et de perforation intestinales attribuables à la présence du bouton. Les malades sont guéris et bien guéris, ainsi que le montrent les observations empruntées pour la plupart au service de M. le professeur Poncet.

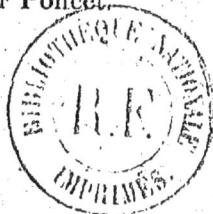

INDEX BIBLIOGRAPHIQUE

1898. ALBERTIN, Province médicale.

1895. BARLING, British méd. journal, mars.

— BUSH, The lancet, avril.

CHALOT. Traité élémentaire de chirurgie et de médecine opératoires.

1894. CHAPUT, Bulletin de la Société chirurgicale XX.

— CHAPUT, Archives générales de médecine.

1895. CLAYTON PARKILL, Médical news, octobre.

1894. DESTOT, Archives provinciales de chirurgie.

1897. DUBOURG, Thèse de Bordeaux n° 73.

DUPLAY et RECLUS, Traité de chirurgie.

1895. DUVIVIER, Thèse de Paris.

FORGUE et RECLUS, Traité de thérapeutique chirurgicale.

1894. GORDE, Thèse de Montpellier.

GRAFF, Archiv. für klin. chir. LII, 2.

1896. HAGAPOFF, Bulletin et mémoires de la société de chirurgie de Paris, p. 552.

HEYDENREICH et JONNESCO, 10e congrès français de chirurgie.

1895. JABOULAY, Journal de médecine de Bordeaux, novembre.

1898. JABOULAY, Traité de chirurgie clinique et opératoire.

1900. JABOULAY, Lyon médical, septembre.

1899. JEUNET, Thèse de Lyon.

KUSMIK, Deut. zeitschr. f. chir. XLV, 3 et 4.

MARWEDEL, Beitrage zur klin. chir. XIII, 3.

1897. MARWEDEL, Berlin. klin. woch. n° 18, 3 mai.

1895. MAIRE, Thèse de Lyon.

1892. MURPHY, New-York, médical journal.

1894. MURPHY, Médical record, mai et juin.

1895. MURPHY, Médical news, février.

1900. MURPHY, XIIIe congrès international de médecine, Paris

1895. PLA, Thèse de Lyon.

— REGAD, Thèse de Lyon.

1886. ROUX G., Thèse de Montpellier.

1900. ROUX (Lausanne), XIIIe congrès international de médecine, Paris.

1895. SHEPERD, Annals of surgery, mai.

— TRÈVES, The practitionner, juin.

— VAN DER WER, New-York, médical journal, décembre.

— VILLARD, Congrès français de chirurgie.

1894. VILLARD, Société des sciences médicales de Lyon, novembre.

1895. — — — février et juillet.

1896. — — — janvier.

1897. WAITZ, Berlin. klin. woch. no 28, 13 juillet.

1894. WYLLYS ANDREWS, Médical record, juin.

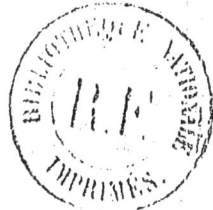

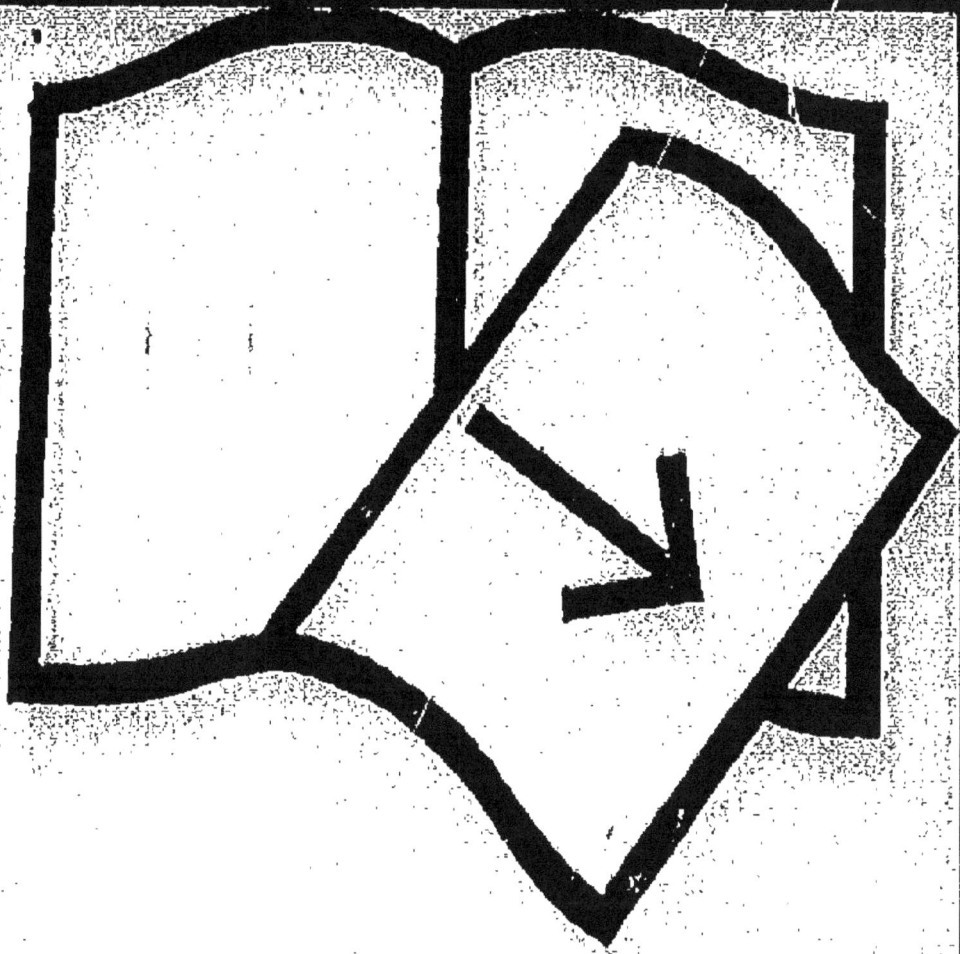

Documents manquants (pages, cahiers...)
NF Z 43-120-13